KV-373-765

Lydie Raisin

STRETCHING FACILE

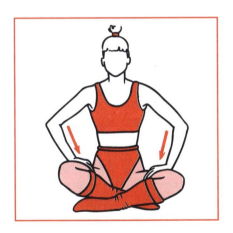

Illustrations
Delétraz

Sommaire

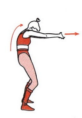

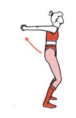

INTRODUCTION

Vous êtes stressé ?
❖
Votre dos est contracté ?
❖
Vous vous sentez raide ?
❖
Vous manquez de temps ?

Alors...

CETTE MÉTHODE DE STRETCHING
EST POUR VOUS !

Comment utiliser ce manuel ?

Quelle est la méthode de stretching de ce guide ?

Le choix s'est porté sur la plus simple. Etirer au maximum un groupe musculaire ou une articulation durant au moins 20 secondes tout en essayant de se décontracter.

En effet, par réflexe, on a souvent tendance à raidir la partie musculaire sollicitée, au lieu de la relaxer pour mieux l'allonger.

Mais rassurez-vous : avec la pratique, on y arrive rapidement.

Les postures choisies sont basiques car l'exercice à domicile doit s'effectuer avec le maximum de sécurité. Plus une technique est complexe, plus les risques d'erreur augmentent. Il est donc important de les réduire, par une bonne compréhension de l'exercice.

ETIREZ-VOUS ET RELAXEZ-VOUS

15 minutes un jour sur deux

(3 fois par semaine)

chez vous à l'aide d'exercices

réellement à la portée de tous

Quel est le point dominant de cette méthode ?

C'est un souci de prévention des maux de dos et une amélioration de la souplesse.

C'est pour cela qu'aucun exercice ne comporte de cambrure lombaire ou de torsion.

Nous souffrons tous plus ou moins de déformations vertébrales et le stretching, comme les autres disciplines, peut en accentuer les effets s'il est mal adapté au pratiquant.

Les premières séances de chaque semaine sont consacrées à l'amélioration de l'état dorsal, afin que vous puissiez constater plus vite les conséquences bénéfiques du stretching.

Pourquoi 15 minutes un jour sur deux, et non pas tous les jours ?

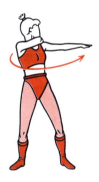

Les parties musculaires sollicitées en stretching ont besoin de repos, afin de pouvoir être relâchées, donc mieux étirées la fois suivante.

Contrairement à ce que beaucoup de personnes pensent : pour les non-professionnels, il est préférable de ne s'exercer qu'un jour sur deux.

5

Qu'est-ce que le stretching ?

C'est une méthode scientifique d'étirement musculaire issue du **hatha yoga**, mais également de la **gymnastique** et de la **danse classique**.

Il existe un bon nombre de méthodes différentes mais, en règle générale, elles s'appuient sur **cinq procédés** d'origine américaine* :

1. *Passive lift and hold*
(exercer une traction passive et tenir la position)

Il s'agit d'un stretching très élaboré qui se réalise à deux : une personne étire avec progression l'articulation de l'autre jusqu'à son maximum.

❖ Phase 1 : les muscles du membre se contractent pendant **6 secondes.**
❖ Phase 2 : les muscles se laissent étirer passivement.

Ce stretching est basé sur **l'alternance de la phase 1 (durée 6 secondes) et de la phase 2 (durée 54 secondes)**.

Cette méthode a fait ses preuves mais requiert une certaine expérience, un contrôle et une connaissance du corps, et **ne peut être pratiquée** par un néophyte sans le regard d'un professionnel.

Ce stretching est peu pratiqué dans les salles de remise en forme, mais, en revanche, il est apprécié dans certains milieux du sport professionnel.

2. *La méthode P.N.F.*
(proprioceptive neuromuscular facilitation)

C'est un stretching complexe demandant de l'organisation gestuelle et de la précision. Il s'exécute **à deux**. Le principe comporte 5 parties distinctes.

❖ Phase 1 : **on étire** au maximum un groupe musculaire.

*Les explications qui suivent sont très techniques et complexes, mais ne peuvent être vulgarisées car, sinon, elles risqueraient de devenir inexactes.

❖ Phase 2 : **on garde 6 secondes** cette extension de façon isométrique (contraction musculaire, telle que la longueur du muscle ne change pas alors que la force augmente). Pour cela, il est nécessaire d'avoir un partenaire ou une machine qui oppose une résistance.

❖ Phase 3 : sans bouger, **on détend** le muscle **4 secondes**.

❖ Phase 4 : **on étire** encore **plus** le muscle.

❖ Phase 5 : **on maintient** la traction maximum **10 secondes**.

Pour un **résultat**, il faut reproduire au moins **trois fois** ces différentes phases.

Ce stretching rentabilise très bien les réflexes musculaires ; beaucoup d'athlètes de haut niveau l'utilisent.

Le domaine de la rééducation a également contribué à consolider sa réputation.

Il est pratiquement absent des salles de remise en forme, en raison de sa complexité et de la maîtrise corporelle qu'il requiert.

3. *«Ballistic and Hold»*
(balancer et maintenir la position)

C'est une méthode très controversée, de moins en moins utilisée mais elle n'est absolument pas à bannir. Comme les autres, elle a ses adeptes !

Il s'agit simplement de réaliser des **balancements** d'un bras ou d'une jambe, et de le **maintenir 6 secondes tous les 4 mouvements** en posture extrême.

Une réflexion : par rapport aux méthodes précédentes, cette dernière est déjà beaucoup plus à la portée de tous.

4. *Relaxation Method*
(méthode de relaxation)

Un partenaire étire pendant une minute minimum une articulation dont les muscles se relâchent peu à peu.

Cette méthode, extrêmement efficace, très prisée aux Etats-Unis, vise en plus de l'obtention de la capacité limite d'extension musculaire l'inhibition du réflexe d'extension (réflexe myostatique).

Il est possible d'atteindre cet objectif... avec de l'entraînement et du temps !

Ce moyen très intéressant de s'assouplir **n'est pas à conseiller à des personnes peu habituées à exercer leur corps**.

Les tensions ne doivent être exécutées qu'avec sérieux, méthodologie et une attention extrême. Ce stretching est particulièrement recommandé aux personnes très nerveuses, ou tendues.

5. *Prolonged Stretching*
(stretching prolongé)

Un partenaire étire durant une minute une articulation jusqu'à son maximum.

La différence avec la précédente méthode est que celle-ci ne nécessite pas une décontraction musculaire durant l'extension.

De nombreuses variantes sont issues de ces méthodes et on pourrait presque dire qu'il existe autant de stretchings que de professeurs...

Une évidence cependant : si on désire pratiquer le stretching **chez soi en toute sécurité** et qu'on ne possède pas une expérience certaine, mieux vaut utiliser **la méthode la plus simple**.

A NOTER

La pratique de 10 à 15 minutes de stretching est indispensable ou très bénéfique après les activités suivantes :

- **le jogging**
- **le tennis**
- **le squash**
- **le ski**
- **le vélo**
- **le ski nautique**
- **l'escalade**
- **la randonnée**

Les bienfaits du stretching

Ils sont multiples !

Le stretching améliore l'état des muscles, des articulations, des tendons, des ligaments mais aussi des tissus conjonctifs.

Il empêche, entre autres, la déformation musculaire due la plupart du temps à de mauvaises positions dans la vie quotidienne.

Certaines postures de stretching peuvent paraître étranges à un néophyte mais ce sont elles qui entretiennent la faculté d'adaptation du muscle à l'effort (positions qu'on ne prend jamais dans la vie courante).

Il ne se contente pas d'amener à une mobilité articulaire maximale, mais retarde aussi le durcissement des articulations. Il aide également à la stimulation de la sécrétion du liquide synovial.

Le stretching est recommandé aux personnes qui souffrent de crampes ou de fatigue chronique souvent dues à l'inactivité.

En **améliorant** fortement **l'élasticité musculaire**, il constitue un excellent moyen de prévention des foulures et même des déchirures musculaires.

Comme beaucoup d'activités, il aide à l'élimination des déchets toxiques, et au bon fonctionnement du métabolisme musculaire.

Il permet une meilleure coordination gestuelle. Il est connu pour son action anti-stress et est recommandé aux personnes n'ayant pas une bonne circulation du sang.

Afin de donner une impression plus concrète des bienfaits du stretching, citons trois exemples :

❖ Lors d'un étirement du buste, on constate une augmentation de la pression dans les artères. C'est excellent pour la tension artérielle.
❖ La pratique régulière des flexions du buste génère un meilleur fonctionnement du

9

péristaltisme des intestins (contractions organiques pour déplacer leur contenu). Cela fait office de massage des organes.

❖ Une rotation du buste amène le foie à mieux se dégorger.

Si vous manquez de stabilité dans les gestes, le stretching vous est recommandé car il permet une perception différente des mouvements du corps et développe le sens de l'équilibre (cela s'appelle savamment : la kinesthésie).

Le milieu du stretching vante aussi les bienfaits au niveau de la proprioception (sensibilité propre aux os, aux muscles, aux tendons, aux articulations informant sur la statique et l'équilibre).

A SAVOIR

Dans le cadre de cours collectifs, le stretching doit être enseigné par des personnes diplômées d'Etat. Cela est très important car un mauvais enseignement de cette discipline peut avoir des conséquences néfastes durables, notamment au niveau dorsal.

Il est essentiel que le professeur vous enseigne les postures que vous devez occulter en fonction de votre morphologie ou de votre déformation vertébrale par exemple...

En effet, certaines techniques issues du hatha yoga comportent des postures à base de cambrure lombaire. Elles ne sont pas à pratiquer n'importe comment, ni par tout individu ! Elles sont bien sûr exclues de ce guide.

Le stretching et la respiration

Impossible de s'exercer au stretching sans connaître la base de la respiration !

Une constatation :

La pratique régulière du stretching permet une meilleure prise de conscience de la respiration et améliore le fonctionnement des muscles respiratoires. Il faut cependant savoir qu'en ce qui concerne la respiration lors de la pratique du stretching les avis divergent, comme pour les méthodes...

Dans le cadre de ce guide, nous retiendrons la plus simple : l'inspiration contrôlée par le nez et l'expiration deux fois plus lente par la bouche.

Il est important lors de la réalisation des postures :
❖ de se rendre compte de notre capacité à gonfler la cage thoracique sur l'inspiration,
❖ de sentir la contraction abdominale sur l'expiration.

La respiration est un phénomène naturel, qui doit être contrôlé dans certaines circonstances mais non freinée.

Si, lors d'un étirement, vous ressentez une gêne respiratoire quelconque, diminuez l'effort afin de retrouver un confort dans la respiration.

Important : il est essentiel de ne pas retenir sa respiration lors d'une posture.

Si vous pratiquez régulièrement le stretching, votre aisance respiratoire augmente, vos muscles et articulations s'assouplissent progressivement.

Votre capacité vitale (maximum d'air introduit dans les poumons en partant de l'état d'expiration forcée) est améliorée (pour un

adulte : elle est environ de
3,5 litres).

Le stretching est souvent
recommandé aux personnes
souffrant d'asthme (affection
liée aux difficultés respiratoires)
en raison du rôle important que
joue la respiration.

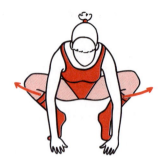

**RAPPEL
COMMENT S'EFFECTUE LA RESPIRATION ?**

La partie la plus importante est constituée des poumons où le sang vei-
neux se transforme en sang artériel. Ces organes parenchymateux (tissu
dont trois cellules ont une fonction physiologique spécifique) sont recou-
verts d'une membrane séreuse (formée de deux feuillets délimitant une
cavité pouvant se remplir de gaz).
La respiration réglée par le centre respiratoire situé dans le bulbe rachidien
(au rythme d'environ 8 inspirations par minute) est caractérisée par :

L'inspiration
❖ le diaphragme se contracte
❖ la partie supérieure du thorax augmente
❖ la pression baisse
❖ les côtes supérieures se soulèvent
❖ les muscles externes intercostaux et les muscles nécessaires à
  l'inspiration se contractent
❖ l'air entre : l'oxygène irrigue les tissus et les organes à partir des
  artères.

L'expiration
❖ le diaphragme se relâche
❖ les muscles expiratoires se contractent
❖ la cage thoracique diminue en volume
❖ la pression augmente
❖ l'air chargé des gaz néfastes issus des capillaires est éjecté.

VOTRE PROGRAMME DE
STRETCHING
POUR UN MOIS

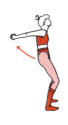
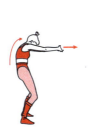
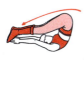

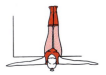

Afin de pratiquer vos 15 minutes de stretching dans les meilleures conditions, veillez à :

❖ Vous exercer dans une pièce bien chauffée (au moins à 20°).

❖ Porter des vêtements confortables (comme un survêtement souple et ample).

❖ Mettre des chaussures de gymnastique ou des chaussettes (pour ne pas avoir froid aux pieds).

❖ Utiliser un tapis de gymnastique ou une moquette épaisse (si vous n'avez ni l'un ni l'autre, une couverture peut faire l'affaire).

❖ Ecouter - accessoirement - une musique de relaxation.

❖ Bien respecter les temps de pause.

❖ Ne pas oublier de travailler symétriquement.

Tous les exercices debout sont à pratiquer avec les jambes fléchies afin d'éviter toute cambrure lombaire.

Programme de votre première semaine

IL COMPREND :

TROIS SÉANCES DE 15 MINUTES UN JOUR SUR DEUX

(PAR EXEMPLE : LUNDI - MERCREDI - VENDREDI)

* **1e SÉANCE :** «SPÉCIAL DOS»

* **2e SÉANCE :** «ÉTIREMENT GÉNÉRAL DU CORPS»

* **3e SÉANCE :** «ÉTIREMENT GÉNÉRAL DU CORPS»

Sur toutes les techniques : inspirez doucement par le nez, expirez deux fois plus lentement par la bouche.

PROGRAMME SPÉCIAL DOS

Votre 1° séance de stretching
Durée 15 minutes maximum

Description des exercices dans les pages suivantes.

RAPPEL : principe de cette méthode de stretching : s'étirer entre 20 et 30 secondes sur une posture tout en essayant de se décontracter afin de s'assouplir encore plus.

1° POSTURE

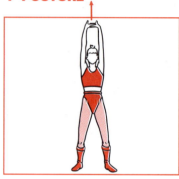

Extension de la colonne vertébrale
❖ Elevez et étirez au maximum les bras tendus, doigts entrelacés.
❖ Durée de chaque pose : 20 secondes.
❖ A répéter 3 fois.
Détendez-vous une minute avant d'enchaîner la deuxième posture.

2° POSTURE

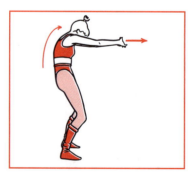

Etirement du dos courbé
❖ Etirez au maximum les bras parallèles au sol, doigts entrelacés.
❖ Durée de chaque pose : 20 secondes.
❖ A répéter 3 fois.
Détendez-vous une minute avant d'enchaîner la troisième posture.

3ᵉ POSTURE

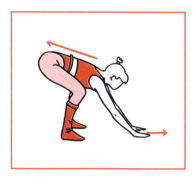

Extension dorsale avec le buste fléchi

❖ Etirez au maximum les bras avec les mains sur le sol.
❖ Durée de chaque pose : 20 secondes.
❖ A répéter 3 fois.
Détendez-vous une minute avant d'enchaîner la quatrième posture.

4ᵉ POSTURE

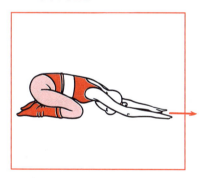

Extension du dos en position «à genoux»

❖ Etirez les bras devant vous.
❖ Durée de chaque pose : 20 secondes.
❖ A répéter 3 fois.
Passez ensuite à la relaxation.

LA RELAXATION

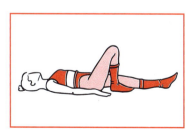

❖ Allongé sur le dos, une jambe tendue, l'autre fléchie : relâchez successivement toutes les parties du corps.
❖ Durée de 3 à 4 minutes.
❖ Relevez-vous avec lenteur.

17

Votre programme de stretching pour un mois

1ᵉ posture

Extension de la colonne vertébrale

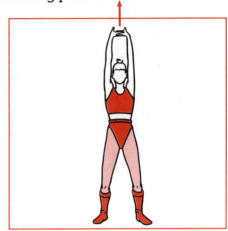

POSITION DE DÉPART :	Debout :
	❖ Ecartez et fléchissez vos jambes.
	❖ Placez vos pieds parallèles.
	❖ Elevez vos bras tendus à la verticale.
	❖ Entrelacez les doigts et dirigez vos paumes vers le haut.
STRETCHING :	❖ Etirez au maximum durant 20 secondes vos bras vers le haut.
	❖ Inspirez profondément par le nez, expirez deux fois plus lentement par la bouche.
RÉPÉTITIONS :	3 fois en vous décontractant quelques secondes entre chaque pose.
ERREURS À ÉVITER :	❖ Tendre les jambes au fur et à mesure de l'extension.
	❖ Pencher la tête vers l'avant.
BIENFAITS :	❖ Evite les tassements vertébraux.
	❖ Permet un meilleur maintien dorsal durant les heures qui suivent la réalisation de l'exercice.
N'OUBLIEZ PAS :	**Relaxez-vous une minute avant d'enchaîner la seconde posture.**

18

2ᵉ posture

Etirement du dos courbé

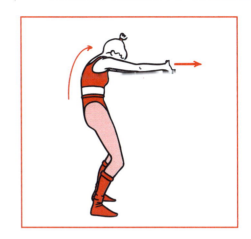

POSITION DE DÉPART : Debout :
- ❖ Ecartez et fléchissez vos jambes.
- ❖ Placez vos pieds parallèles.
- ❖ Positionnez vos bras parallèles au sol.
- ❖ Entrelacez les doigts et dirigez vos paumes vers l'extérieur.
- ❖ Penchez légèrement la tête vers l'avant.

STRETCHING :
- ❖ Etirez au maximum durant 20 secondes vos bras devant vous en arrondissant le dos.
- ❖ Inspirez profondément par le nez, expirez deux fois plus lentement par la bouche.

RÉPÉTITIONS : 3 fois en vous décontractant quelques secondes entre chaque pose.

ERREURS À ÉVITER :
- ❖ Abaisser les bras au fur et à mesure de l'étirement.
- ❖ Contracter les muscles des cuisses.

BIENFAITS :
- ❖ Pallie les contractures.
- ❖ Excellent pour les ligaments para-vertébraux.

N'OUBLIEZ PAS : **Relaxez-vous une minute avant d'enchaîner la troisième posture.**

19

3ᵉ posture

Extension dorsale avec le buste fléchi

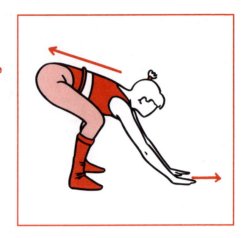

POSITION DE DÉPART : Debout :
- ❖ Fléchissez bien et écartez vos jambes.
- ❖ Placez vos pieds parallèles.
- ❖ Fléchissez votre buste vers l'avant, gardez le dos droit.
- ❖ Tendez vos bras parallèles devant vous et prenez appui sur le sol avec vos mains.
- ❖ Regardez devant vous.

STRETCHING :
- ❖ Etirez au maximum durant 20 secondes vos bras devant vous tout en étirant votre bassin vers l'arrière.
- ❖ Inspirez profondément par le nez, expirez deux fois plus lentement par la bouche.

RÉPÉTITIONS : 3 fois en vous décontractant quelques secondes entre chaque pose.

ERREURS À ÉVITER :
- ❖ Etirer un bras plus que l'autre.
- ❖ Arrondir le dos au lieu de le garder «plat».

BIENFAITS :
- ❖ Soulage et élimine les tensions musculaires dorsales.

N'OUBLIEZ PAS : **Passez ensuite à la technique de relaxation.**

20

4e posture

Extension du dos en position «à genoux»

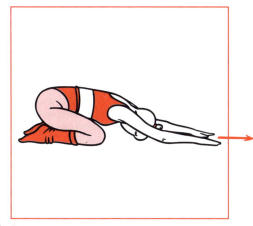

POSITION DE DÉPART :	Assis à genoux :
	❖ Ecartez légèrement les jambes, les dessus des pieds sont en contact avec le sol, les fessiers en appui sur les talons.
	❖ Placez les bras tendus devant vous et parallèles, les paumes des mains en appui sur le sol.
	❖ Inclinez la tête vers le bas.
STRETCHING :	❖ Etirez au maximum durant 30 secondes les bras devant vous.
	❖ Inspirez profondément par le nez, expirez deux fois plus lentement par la bouche.
RÉPÉTITIONS :	3 fois en vous décontractant quelques secondes entre chaque pose.
ERREURS À ÉVITER :	❖ Prendre appui sur les orteils.
	❖ Décoller les fessiers des talons.
BIENFAITS :	❖ Sensation d'une réelle détente musculaire.
	❖ Déstressant.
N'OUBLIEZ PAS :	**Relaxez-vous une minute avant d'enchaîner la quatrième posture.**

Relaxation

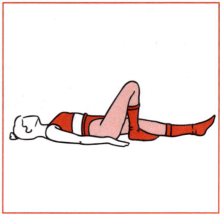

DESCRIPTION :

❖ Allongez-vous lentement sur le dos, une jambe repliée, l'autre tendue.

❖ Placez vos bras le long du corps.

❖ Fermez les yeux.

❖ Relâchez ainsi successivement toutes les parties de votre corps (en commençant par la tête et en terminant par les pieds).

❖ Inspirez bien profondément par le nez, expirez deux fois plus lentement par la bouche.

❖ Puis ne pensez plus à rien, et restez pendant une minute dans une totale décontraction.

DURÉE TOTALE : 3 à 4 minutes.

Relevez-vous avec une extrême lenteur, en passant par la position assise.

QUESTION

Que se passe-t-il lorsqu'on étire un muscle ?

RÉPONSE

A chaque étirement, le muscle réagit en se contractant par réflexe. Cette contraction peut être statique ou dynamique.

Le stretching agit en favorisant la décontraction des fibres musculaires pour l'obtention d'un étirement maximal.

Avec l'expérience, cette contraction musculaire innée s'affaiblit et les progrès au niveau de l'étirement augmentent.

Votre 2ᵉ séance de stretching
Durée 15 minutes maximum

Description des exercices dans les pages suivantes.

RAPPEL : principe de cette méthode de stretching : s'étirer entre 20 et 30 secondes sur une posture tout en essayant de se décontracter afin de s'assouplir encore plus.

1ᵉ POSTURE

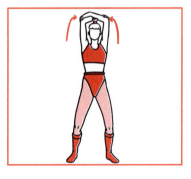

Assouplissement des épaules

❖ Attrapez vos coudes et étirez-les au maximum à l'arrière.
❖ Durée de chaque pose : 20 secondes.
❖ A répéter 3 fois.
Détendez-vous une minute avant d'enchaîner la deuxième posture.

2ᵉ POSTURE

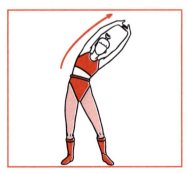

Souplesse de la taille

❖ Fléchir la taille de chaque côté, bras élevés, doigts entrelacés.
❖ Durée de chaque pose : 20 secondes.
❖ A répéter 3 fois.
Détendez-vous une minute avant d'enchaîner la troisième posture.

3e POSTURE

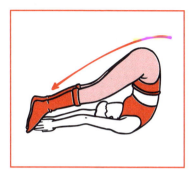

Assouplissement de la région lombaire

❖ Dos au sol, tentez de toucher vos mains avec vos pieds en gardant les jambes tendues et serrées.

❖ Durée de chaque pose : 30 secondes.

❖ A répéter 3 fois.

Détendez-vous une minute avant d'enchaîner la quatrième posture.

4e POSTURE

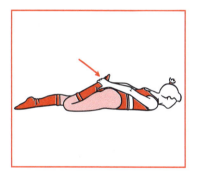

Extension des cuisses (quadriceps)

❖ Allongé sur le ventre, ramenez un talon sur la fesse avec les deux mains.

❖ Durée de chaque pose : 20 secondes.

❖ A répéter 2 fois avec chaque jambe en alternance.

Passez ensuite à la relaxation.

LA RELAXATION

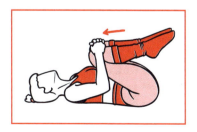

❖ Allongé sur le dos: ramenez les genoux (en les tenant avec les mains) vers la poitrine à l'aide de gestes très lents.

❖ Durée : 3 minutes environ.

❖ Relevez-vous avec lenteur.

Votre programme de stretching pour un mois

1ᵉ posture

Assouplissement des épaules

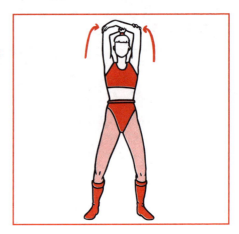

POSITION DE DÉPART :	Debout :
	❖ Ecartez et fléchissez vos jambes.
	❖ Placez vos pieds parallèles.
	❖ Attrapez vos coudes au-dessus de votre tête.
STRETCHING :	❖ Etirez au maximum durant 20 secondes vos coudes vers l'arrière.
	❖ Inspirez profondément par le nez, expirez deux fois plus lentement par la bouche.
RÉPÉTITIONS :	3 fois en vous décontractant quelques secondes entre chaque pose.
ERREURS À ÉVITER :	❖ Pencher le buste vers l'avant.
	❖ Pencher les bras sur un côté.
BIENFAITS :	❖ Recommandé pour les cyphoses supérieures (haut du dos arrondi).
	❖ Permet un étirement inhabituel de la masse pectorale.
N'OUBLIEZ PAS :	**Relaxez-vous une minute avant d'enchaîner la seconde posture.**

2ᵉ posture

Souplesse de la taille

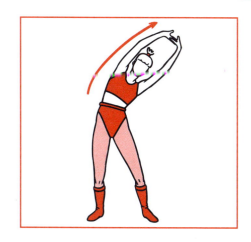

POSITION DE DÉPART : Debout :
- ❖ Ecartez et fléchissez vos jambes.
- ❖ Placez vos pieds parallèles.
- ❖ Elevez vos bras tendus.
- ❖ Nouez vos doigts, paumes dirigées vers le haut.

STRETCHING :
- ❖ Fléchir ainsi le buste au maximum sur le côté durant 20 secondes.
- ❖ Inspirez profondément par le nez, expirez deux fois plus lentement par la bouche.

RÉPÉTITIONS : 4 fois en alternance de chaque côté en vous décontractant.

ERREURS À ÉVITER :
- ❖ Fléchir latéralement les bras au lieu du buste.
- ❖ Pencher le buste légèrement vers l'avant.
- ❖ Tirer la tête vers le bas.

BIENFAITS :
- ❖ Permet une extension de muscles rarement sollicités.
- ❖ Constitue un formidable «réveil musculaire».

N'oubliez pas : **Relaxez-vous une minute avant d'enchaîner la troisième posture.**

27

3ᵉ posture

Assouplissement de la région lombaire

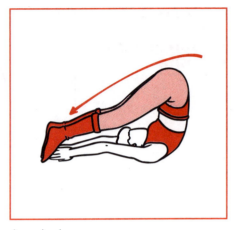

POSITION DE DÉPART : Allongé sur le dos :
❖ Placez les bras tendus, paumes l'une sur l'autre dans le prolongement du corps.

STRETCHING :
❖ Touchez vos mains avec vos pieds en conservant les jambes serrées et tendues durant 30 secondes.
❖ Inspirez profondément par le nez, expirez deux fois plus lentement par la bouche.

RÉPÉTITIONS : 3 fois en vous décontractant quelques secondes entre chaque pose.

ERREURS À ÉVITER :
❖ Ramener brusquement les jambes vers l'arrière.
❖ Ne pas conserver réellement les jambes immobiles.

BIENFAITS :
❖ Recommandé pour les douleurs lombaires.
❖ Excellent pour les sédentaires.

N'OUBLIEZ PAS : **Relaxez-vous une minute avant d'enchaîner la quatrième posture.**

4ᵉ posture

Extension des cuisses (quadriceps)

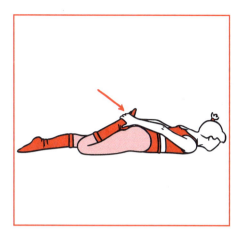

POSITION DE DÉPART :	Allongé sur le ventre :
	❖ Serrez vos jambes.
	❖ Laissez vos bras le long du corps.
	❖ Levez la tête, menton sur le sol.
STRETCHING :	❖ Attrapez un des talons avec les deux mains et ramenez-le, le plus près possible de la fesse, durant 20 secondes.
	❖ Inspirez profondément par le nez, expirez deux fois plus lentement par la bouche.
RÉPÉTITIONS :	4 fois de chaque jambe en alternance.
ERREURS À ÉVITER :	❖ Redresser le buste, ce qui engendre une cambrure lombaire.
	❖ Trop desserrer les jambes, car le bassin se trouve dévié, ainsi que la colonne vertébrale.
BIENFAITS :	❖ Aide à faire disparaître les courbatures des cuisses.
	❖ Permet un assouplissement des épaules.
N'OUBLIEZ PAS :	**Passez ensuite à la technique de relaxation.**

Relaxation

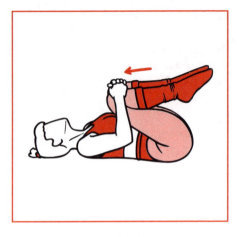

DESCRIPTION :

❖ Allongez-vous lentement sur le dos.

❖ Ramenez vos genoux serrés sur la poitrine, à l'aide de petits mouvements très lents, en les tenant avec les mains. Laissez la tête en repos sur le sol.

❖ Fermez les yeux pendant toute la relaxation.

❖ Inspirez bien profondément par le nez, expirez deux fois plus lentement par la bouche.

❖ Puis immobilisez-vous et faites le vide dans votre tête durant une minute.

DURÉE TOTALE : 3 à 4 minutes.

Relevez-vous avec une extrême lenteur, en passant par la position assise.

QUESTION

Est-il contre-indiqué de pratiquer un autre sport en même temps que le stretching ?

RÉPONSE

Si vous faites de la danse par exemple, cela ne présente aucun inconvénient :

Le stretching et la danse sont bénéfiques l'un pour l'autre.

En revanche, si vous pratiquez la musculation et que vous désirez améliorer votre souplesse, vous devez suivre impérativement un plan d'entraînement précis établi par un professionnel :

La pratique régulière de la musculation diminue fortement l'amplitude articulaire.

Votre 3ᵉ séance de stretching
Durée 15 minutes maximum

Description des exercices dans les pages suivantes.

RAPPEL : principe de cette méthode de stretching : s'étirer entre 20 et 30 secondes sur une posture tout en essayant de se décontracter afin de s'assouplir encore plus.

1ᵉ POSTURE

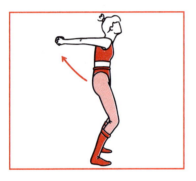

Etirement des épaules
❖ Elevez au maximum les bras tendus derrière le dos, doigts entrelacés.
❖ Durée de chaque pose : 30 secondes.
❖ A répéter 3 fois.
Détendez-vous une minute avant d'enchaîner la deuxième posture.

2ᵉ POSTURE

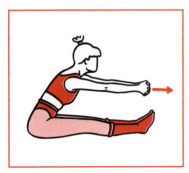

Assouplissement de l'arrière des cuisses (ischios-jambiers)
❖ Fléchir le buste devant soi, bras tendus, doigts entrelacés, jambes serrées et tendues.
❖ Durée de chaque pose : 30 secondes.
❖ A répéter 3 fois.
Détendez-vous une minute avant d'enchaîner la troisième posture.

3e POSTURE

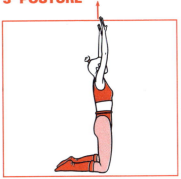

Extension du dos en position «à genoux»

❖ Etirez les bras vers le haut.
❖ Durée de chaque pose : 20 secondes.
❖ A répéter 3 fois.
Détendez-vous une minute avant d'enchaîner la quatrième posture.

4e POSTURE

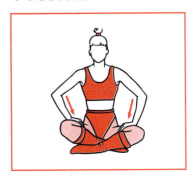

Assouplissement des hanches (adducteurs - rotateurs internes)

❖ A partir de la position en tailleur, appuyez avec les mains sur les cuisses.
❖ Durée de chaque pose : 30 secondes.
❖ A répéter 3 fois.
Passez ensuite à la relaxation.

LA RELAXATION

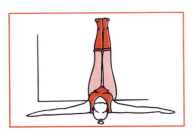

❖ Allongé sur le dos, jambes serrées en élévation contre un mur, dos au sol : décontractez progressivement les différentes parties du corps.
❖ Durée : 4 minutes environ.
❖ Relevez-vous avec lenteur.

1° posture

Etirement des épaules

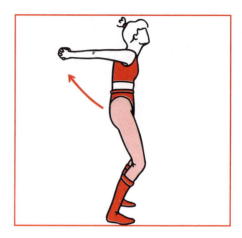

POSITION DE DÉPART : Debout :
- ❖ Ecartez et fléchissez vos jambes.
- ❖ Nouez vos doigts derrière le dos, les paumes tournées vers vous.
- ❖ Tendez les bras au maximum.

STRETCHING :
- ❖ Levez ainsi les bras au maximum durant 30 secondes.
- ❖ Inspirez profondément par le nez, expirez deux fois plus lentement par la bouche.

RÉPÉTITIONS : 3 fois en vous décontractant quelques secondes entre chaque pose.

ERREURS À ÉVITER :
- ❖ Pencher le buste vers l'avant en arrondissant le dos.
- ❖ Tendre les jambes en poussant le ventre vers l'avant.

BIENFAITS :
- ❖ Recommandé aux femmes qui ont une forte poitrine.
- ❖ Excellent pour les personnes dont les épaules sont ramenées vers l'avant.

N'OUBLIEZ PAS : **Relaxez-vous une minute avant d'enchaîner la seconde posture.**

2ᵉ posture

Assouplissement de l'arrière des cuisses (ischios-jambiers)

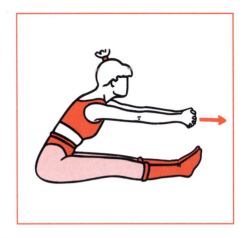

POSITION DE DÉPART : Assis :
- ❖ Placez le bassin le plus possible à l'arrière.
- ❖ Serrez et tendez vos jambes devant vous.
- ❖ Placez vos bras parallèles au sol et entrelacez vos doigts.
- ❖ Levez votre tête.

STRETCHING :
- ❖ Penchez au maximum votre bassin vers l'avant durant 30 secondes. Conservez les bras tendus devant vous et surtout le dos droit en permanence.
- ❖ Inspirez profondément par le nez, expirez deux fois plus lentement par la bouche.

RÉPÉTITIONS : 3 fois.

ERREURS À ÉVITER :
- ❖ Arrondir le dos.
- ❖ Fléchir un peu les jambes.
- ❖ Etre en déséquilibre sur un fessier.

BIENFAITS :
- ❖ Assouplit également les muscles du bas du dos.

N'OUBLIEZ PAS : **Relaxez-vous une minute avant d'enchaîner la troisième posture.**

3ᵉ posture

Extension du dos en position «à genoux»

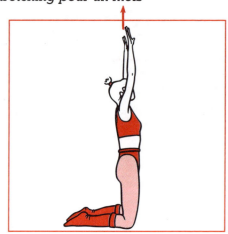

POSITION DE DÉPART : A genoux :
- ❖ Ecartez vos jambes, laissez le dessus des pieds en contact avec le sol.
- ❖ Gardez le dos droit et redressez la tête.
- ❖ Elevez vos bras tendus.

STRETCHING :
- ❖ Etirez au maximum symétriquement les bras (écartez les doigts) vers le haut durant 30 secondes.
- ❖ Inspirez profondément par le nez, expirez deux fois plus lentement par la bouche.

RÉPÉTITIONS : 3 fois en vous décontractant quelques secondes entre chaque pose.

ERREURS À ÉVITER : ❖ Se pencher vers l'arrière.

BIENFAITS :
- ❖ Assouplit également les épaules.
- ❖ Permet une irrigation sanguine générale des muscles du dos.

N'OUBLIEZ PAS : **Relaxez-vous une minute avant d'enchaîner la quatrième posture.**

4ᵉ posture

Assouplissement des hanches (adducteurs - rotateurs internes)

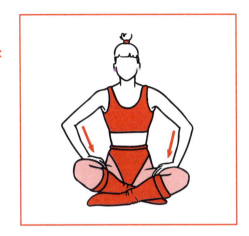

POSITION DE DÉPART : Assis en tailleur :
- ❖ Redressez votre dos au maximum.
- ❖ Regardez devant vous.

STRETCHING :
- ❖ Avec les paumes, appuyez en continu durant 30 secondes sur l'intérieur des cuisses.
- ❖ Inspirez profondément par le nez, expirez deux fois plus lentement par la bouche.

RÉPÉTITIONS : 3 fois en vous décontractant quelques secondes entre chaque pose.

ERREURS À ÉVITER :
- ❖ Ne pas exercer une pression symétrique sur les jambes.
- ❖ Avoir le bas du dos arrondi.

BIENFAITS :
- ❖ Permet une acquisition rapide de la souplesse des jambes.

N'OUBLIEZ PAS : **Passez ensuite à la technique de relaxation.**

Relaxation

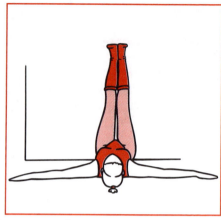

DESCRIPTION :

❖ Allongez-vous lentement sur le dos.
❖ Placez votre bassin contre un mur.
❖ Elevez vos jambes serrées.
❖ Placez vos bras en croix, tournez vos paumes contre le sol.
❖ Fermez les yeux.
❖ Contractez durant 5 secondes et relâchez complètement pendant 10 secondes :
  • les poings,
  • les bras,
  • les abdominaux,
  • les fessiers,
  • les orteils.
❖ Puis ne pensez plus à rien pendant une minute en état total de décontraction.
❖ Inspirez bien profondément par le nez, expirez deux fois plus lentement par la bouche.

DURÉE TOTALE : 4 minutes.

Relevez-vous avec une extrême lenteur en passant par la position assise.

QUESTION

Quelle différence fondamentale y a-t-il entre le stretching et les autres méthodes d'assouplissement ?

RÉPONSE

La différence fondamentale réside dans le fait que toutes les méthodes sérieuses de stretching s'appuient sur un temps de pause (plus ou moins long) de chaque technique (voir chapitre «Qu'est-ce que le stretching ?») ; tandis que les assouplissements traditionnels s'appuient plutôt sur des gestes dynamiques (tels les lancés de jambes...).

Programme de votre deuxième semaine

IL COMPREND :

TROIS SÉANCES DE 15 MINUTES UN JOUR SUR DEUX

(PAR EXEMPLE : LUNDI - MERCREDI - VENDREDI)

* **1° SÉANCE :** «SPÉCIAL DOS»

* **2° SÉANCE :** «ÉTIREMENT GÉNÉRAL DU CORPS»

* **3° SÉANCE :** «ÉTIREMENT GÉNÉRAL DU CORPS»

Sur toutes les techniques : inspirez doucement par le nez, expirez deux fois plus lentement par la bouche.

Votre 1e séance de stretching
Durée 15 minutes maximum

Description des exercices dans les pages suivantes.

RAPPEL : principe de cette méthode de stretching : s'étirer entre 20 et 30 secondes sur une posture tout en essayant de se décontracter afin de s'assouplir encore plus.

1e POSTURE

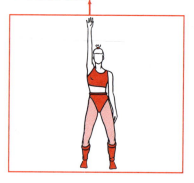

Extension dorsale
❖ Etirez au maximum un bras en élévation après l'autre.
❖ Durée de chaque pose : 20 secondes.
❖ A répéter 4 fois en alternant les bras.
Détendez-vous une minute avant d'enchaîner la deuxième posture.

2e POSTURE

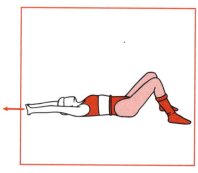

Etirement dorsal sur le dos
❖ Nouez vos doigts et étirez au maximum vos bras vers l'arrière.
❖ Durée de chaque pose : 20 secondes.
❖ A répéter 3 fois.
Détendez-vous une minute avant d'enchaîner la troisième posture.

42

3e POSTURE

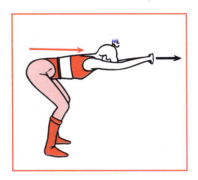

Extension du dos parallèle au sol

❖ Etirez au maximum les bras, doigts noués.
❖ Durée de chaque pose : 10 secondes.
❖ A répéter 4 fois.
Détendez-vous une minute avant d'enchaîner la quatrième posture.

4e POSTURE

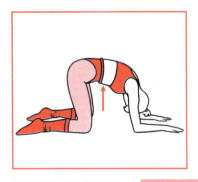

Etirement du dos arrondi

❖ Arrondir le dos au maximum en position quadrupédique (à quatre pattes).
❖ Durée de chaque pose : 20 secondes.
❖ A répéter 4 fois.

LA RELAXATION

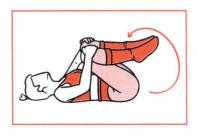

❖ Allongé sur le dos, tenir les genoux avec les mains : réalisez ainsi très lentement des cercles du bassin. Fermez les yeux.
❖ A répéter 5 fois dans un sens et 5 fois dans l'autre.
❖ Durée de 3 à 4 minutes.
❖ Relevez-vous avec lenteur.

1e posture

Extension dorsale

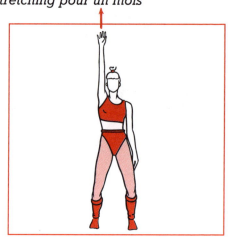

POSITION DE DÉPART :	Debout :
	❖ Ecartez et fléchissez vos jambes.
	❖ Placez vos pieds parallèles.
	❖ Laissez vos bras le long du corps.
STRETCHING :	❖ Elevez un bras et étirez-le au maximum durant 20 secondes.
	❖ Inspirez profondément par le nez, expirez deux fois plus lentement par la bouche.
RÉPÉTITIONS :	4 fois en alternant chaque bras en vous décontractant quelques secondes entre les postures.
ERREURS À ÉVITER :	❖ Ne pas avoir le dos bien droit.
	❖ Pencher le buste latéralement.
	❖ Contracter les muscles du cou.
	❖ Avoir le bras en élévation insuffisamment à l'arrière.
BIENFAITS :	❖ Permet une prise de conscience dissociative de la masse musculaire dorsale.
N'OUBLIEZ PAS :	**Relaxez-vous une minute avant d'enchaîner la seconde posture.**

44

2ᵉ posture

Etirement dorsal sur le dos

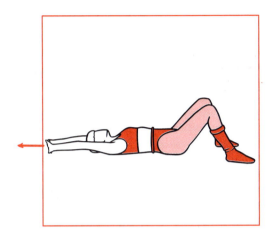

POSITION DE DÉPART : Allongé sur le dos :
- ❖ Ecartez et fléchissez légèrement vos jambes.
- ❖ Placez les bras tendus dans le prolongement de votre corps.
- ❖ Nouez les doigts et retournez les paumes vers l'extérieur.

STRETCHING :
- ❖ Etirez ainsi au maximum les bras durant 20 secondes.
- ❖ Inspirez profondément par le nez, expirez deux fois plus lentement par la bouche.

RÉPÉTITIONS : 3 fois en vous décontractant quelques secondes entre chaque posture.

ERREURS À ÉVITER :
- ❖ Cambrer les reins.
- ❖ Décoller complètement les bras du sol.

BIENFAITS :
- ❖ Soulage les maux de dos dus à de mauvaises attitudes.
- ❖ Evite les tassements vertébraux.

N'OUBLIEZ PAS : **Relaxez-vous une minute avant d'enchaîner la troisième posture.**

3e posture

Extension du dos parallèle au sol

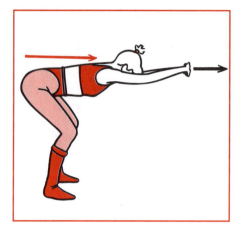

POSITION DE DÉPART : Debout :
- ❖ Fléchissez et écartez vos jambes.
- ❖ Placez vos pieds parallèles.
- ❖ Fléchissez le buste parallèle au sol.

STRETCHING :
- ❖ Etirez au maximum durant 10 secondes les bras dans le prolongement du corps.
- ❖ Inspirez profondément par le nez, expirez deux fois plus lentement par la bouche.

RÉPÉTITIONS : 4 fois en vous décontractant quelques secondes entre chaque posture.

ERREURS À ÉVITER :
- ❖ Arrondir le dos au lieu de le garder bien plat.
- ❖ Descendre les bras.
- ❖ Bouger les jambes durant l'extension.

BIENFAITS :
- ❖ Amélioration de la notion d'équilibre.
- ❖ Permet un étirement complet de la colonne vertébrale.

N'OUBLIEZ PAS : **Relaxez-vous une minute avant d'enchaîner la quatrième posture.**

4e posture

Etirement du dos arrondi

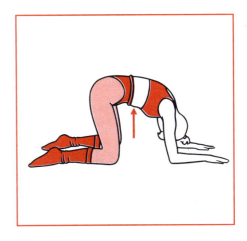

Position de départ :	Quadrupédique (à quatre pattes) : ❖ Placez vos avant-bras parallèles au sol. ❖ Gardez les mains bien à plat au sol. ❖ Ecartez les jambes.
Stretching :	❖ Arrondissez le plus possible le dos durant 20 secondes avant de le replacer bien plat. ❖ Inspirez profondément par le nez, expirez deux fois plus lentement par la bouche.
Répétitions :	4 fois en vous décontractant quelques secondes entre chaque posture.
Erreurs à éviter :	❖ Cambrer le dos après l'avoir arrondi. ❖ Prendre appui plus sur un côté que sur l'autre.
Bienfaits :	❖ Permet une extension inhabituelle dorsale notamment au niveau des espaces intervertébraux. ❖ Extrêmement bénéfique pour les contractures.
N'oubliez pas :	**Passez ensuite à la technique de relaxation.**

47

Relaxation

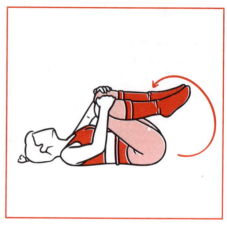

DESCRIPTION :

❖ Allongez-vous lentement sur le dos, écartez et fléchissez vos jambes. Avec vos mains : tenez vos genoux et réalisez ainsi des cercles du bassin.

❖ Fermez les yeux.

❖ Inspirez profondément par le nez, expirez deux fois plus lentement par la bouche.

❖ Puis ne pensez plus à rien pendant une minute.

DURÉE TOTALE : 3 à 4 minutes.

Relevez-vous avec une extrême lenteur, en passant par la position assise.

QUESTION

Quels sont les bienfaits du stretching au niveau de la colonne vertébrale ?

RÉPONSE

Il faut savoir tout d'abord qu'en cas de déformation importante de la colonne vertébrale, le stretching se révélera impuissant à l'instar des autres formes d'action. C'est toutefois une des disciplines les plus bénéfiques pour le dos.

Il peut être utilisé comme thérapie par divers professionnels.

A noter : quel que soit le mouvement du corps qu'on réalise, il y a toujours des conséquences au niveau de la colonne vertébrale. Exemples :

❖ Une flexion du buste vers l'avant provoque une extension des ligaments postérieurs de la colonne vertébrale. Cette action aide à la diminution des lordoses cervicales et lombaires.

❖ Une extension du buste agit sur l'attitude cyphosique du thorax (épaules voûtées, dos arrondi au niveau des omoplates).

❖ Les flexions latérales et les rotations du buste assouplissent les ligaments intervertébraux.

❖ Les extensions du corps en position debout ou allongée sont recommandées pour les tassements vertébraux.

Votre 2ᵉ séance de stretching
Durée 15 minutes maximum

Description des exercices dans les pages suivantes.

RAPPEL : principe de cette méthode de stretching : s'étirer entre 20 et 30 secondes sur une posture tout en essayant de se décontracter afin de s'assouplir encore plus.

1ᵉ POSTURE

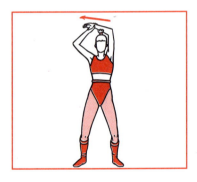

Etirement latéral d'une épaule après l'autre

❖ Avec la main droite : tirez au maximum l'avant-bras gauche derrière la tête.

❖ Durée de chaque pose : 20 secondes.

❖ A répéter 4 fois en alternance. Détendez-vous une minute avant d'enchaîner la deuxième posture.

2ᵉ POSTURE

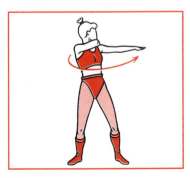

Assouplissement de la taille par rotation

❖ Réalisez une rotation maximale à gauche puis à droite.

❖ Durée de chaque pose : 30 secondes.

❖ A répéter 4 fois en alternance. Détendez-vous une minute avant d'enchaîner la troisième posture.

3ᵉ POSTURE

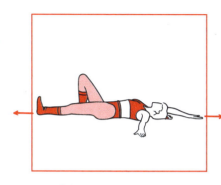

Extension générale du corps

❖ Sur le dos, étirez bras et jambe opposés, en alternance.
❖ Durée de chaque pose : 30 secondes.
❖ A répéter 4 fois en alternance. Détendez-vous une minute avant d'enchaîner la quatrième posture.

4ᵉ POSTURE

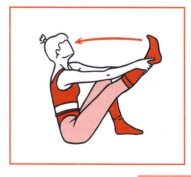

Assouplissement des jambes

❖ Assis, ramenez avec les deux mains une jambe tendue vers vous.
❖ Durée de chaque pose : 30 secondes.
❖ A répéter 4 fois avec chaque jambe en alternance.
Passez ensuite à la relaxation.

LA RELAXATION

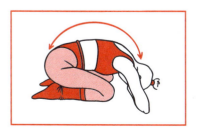

❖ A genoux, la tête en repos dans les paumes des mains : arrondissez légèrement le dos avec des mouvements lents. Faites le vide dans votre tête pendant deux minutes.
❖ Durée : 4 minutes environ.
❖ Relevez-vous avec lenteur.

51

1ᵉ posture

Etirement latéral d'une épaule après l'autre

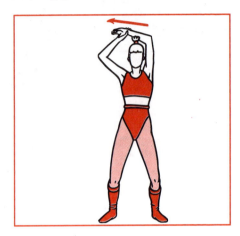

POSITION DE DÉPART : Debout :
- ❖ Ecartez et fléchissez vos jambes.
- ❖ Placez vos pieds parallèles.
- ❖ Les deux bras étant fléchis et élevés, avec la main droite, attrapez votre poignet gauche derrière la tête.

STRETCHING :
- ❖ Etirez ainsi latéralement durant 20 secondes l'épaule gauche. Veillez à ce que l'avant-bras gauche reste en permanence parallèle au sol. Inversez ensuite la position.
- ❖ Inspirez profondément par le nez, expirez deux fois plus lentement par la bouche.

RÉPÉTITIONS : 4 fois en alternant chaque bras, et en vous décontractant quelques secondes entre chaque posture.

ERREURS À ÉVITER :
- ❖ Etirer l'avant-bras vers le bas et non parallèle au sol.
- ❖ Appuyer avec les bras sur la tête.

BIENFAITS :
- ❖ Aide à pallier les tensions du haut du dos.
- ❖ Assouplit également les pectoraux en plus des épaules.

N'OUBLIEZ PAS : **Relaxez-vous une minute avant d'enchaîner la seconde posture.**

2ᵉ posture

Rotation de la taille

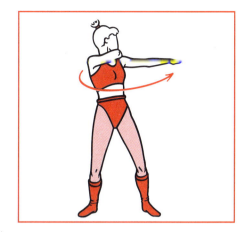

POSITION DE DÉPART :

Debout :
❖ Ecartez et fléchissez vos jambes, placez vos pieds parallèles.
❖ Elevez vos bras en croix, mettez la main droite sur l'épaule gauche. Levez la tête.

STRETCHING :

❖ Réalisez une rotation très lente du buste à gauche et restez ainsi 30 secondes sur l'étirement maximum.
❖ Veillez à ce que le bras en extension reste parallèle au sol et à ce que la tête suive le mouvement de rotation.
❖ Procédez de même de l'autre côté.
❖ Inspirez profondément par le nez, expirez deux fois plus lentement par la bouche.

RÉPÉTITIONS :

4 fois en alternant une rotation à gauche et une à droite. Décontractez-vous quelques secondes entre chaque posture.

ERREURS À ÉVITER :

❖ Bouger les pieds sur la rotation.
❖ Abaisser le bras en extension.

BIENFAITS :

❖ Permet de «débloquer» les vertèbres en raison de l'amplitude inhabituelle du mouvement.

N'OUBLIEZ PAS :

Relaxez-vous une minute avant d'enchaîner la troisième posture.

53

3ᵉ posture

Extension générale du corps

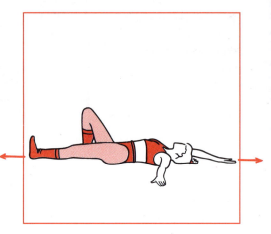

POSITION DE DÉPART : Allongé sur le dos :
- ❖ Fléchissez la jambe droite, placez le bras droit dans le prolongement du corps.

STRETCHING :
- ❖ Etirez au maximum la jambe gauche et le bras droit dans le prolongement du corps durant 30 secondes.
- ❖ Veillez à avoir le pied gauche en flexion et le bras droit bien dans l'axe de l'articulation. Inversez la position.
- ❖ Inspirez profondément par le nez, expirez deux fois plus lentement par la bouche.

RÉPÉTITIONS : 4 fois alternées en vous décontractant quelques secondes entre chaque posture.

ERREURS À ÉVITER :
- ❖ Ne pas avoir la colonne vertébrale bien droite.
- ❖ Soulever le bassin.

BIENFAITS :
- ❖ Permet un étirement vertébral sans pression articulaire, de par sa position allongée.

N'OUBLIEZ PAS : **Relaxez-vous une minute avant d'enchaîner la quatrième posture.**

54

4ᵉ posture

Assouplissement des jambes

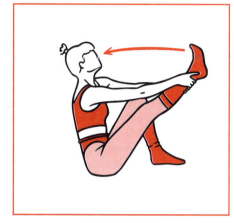

POSITION DE DÉPART : Assis, jambes fléchies :
❖ Placez votre bassin perpendiculaire au sol.
❖ Redressez votre dos, regardez devant vous.

STRETCHING :
❖ Avec les mains, attrapez la jambe droite et ramenez-la très tendue vers le visage durant 30 secondes.
❖ Inspirez profondément par le nez, expirez deux fois plus lentement par la bouche.
❖ Ramenez ensuite l'autre jambe vers vous.

RÉPÉTITIONS : 4 fois en alternance en vous décontractant quelques secondes entre chaque posture.

ERREURS À ÉVITER :
❖ Ramener le visage vers la jambe et non l'inverse.
❖ Arrondir le dos.
❖ Etre en déséquilibre vers l'arrière.

BIENFAITS :
❖ Pallie les crampes de l'arrière des cuisses.
❖ Apprend à mieux contrôler le dos en position assise.

N'OUBLIEZ PAS : **Passez ensuite à la technique de relaxation.**

55

Relaxation

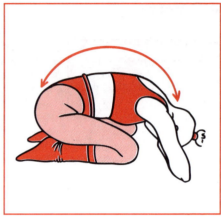

DESCRIPTION :

❖ Placez-vous en position à genoux, écartez légèrement les jambes.

❖ Appuyez vos fesses sur vos talons, laissez les pieds souples.

❖ Placez votre front au creux de vos paumes.

❖ Arrondissez très légèrement votre dos et replacez-le dans sa position première à l'aide de gestes extrêmement lents.

❖ Inspirez bien profondément par le nez, expirez deux fois plus lentement par la bouche.

❖ Puis ne pensez plus à rien pendant deux minutes.

DURÉE TOTALE : 4 minutes.

Relevez-vous avec une extrême lenteur, en passant par la position assise.

QUESTION

Est-il vrai que les exercices avec la tête en bas améliorent l'état endocrinien (relatif aux glandes comme la thyroïde, l'hypophyse, qui produisent les hormones dans le sang), le système nerveux, et sont recommandés aux migraineux ?

RÉPONSE

C'est exact. Il convient cependant de les pratiquer très régulièrement pour en constater réellement les effets.

PROGRAMME
ÉTIREMENT GÉNÉRAL
DU CORPS

Votre 3ᵉ séance de stretching
Durée 15 minutes maximum

Description des exercices dans les pages suivantes.

> **RAPPEL :** principe de cette méthode de stretching : s'étirer entre 20 et 30 secondes sur une posture tout en essayant de se décontracter afin de s'assouplir encore plus.

1ᵉ POSTURE

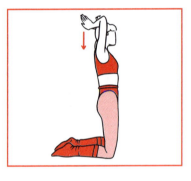

Souplesse des poignets, bras, épaules

❖ A genoux, étirez au maximum les paumes vers le bas.
❖ Durée de chaque pose : 30 secondes.
❖ A répéter 3 fois.
Détendez-vous une minute avant d'enchaîner la deuxième posture.

2ᵉ POSTURE

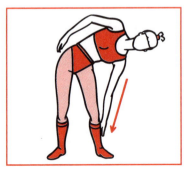

Souplesse de la taille

❖ Touchez le talon gauche avec la main gauche et inversez.
❖ Durée de chaque pose : 30 secondes.
❖ A répéter 2 fois de chaque côté en alternance.
Détendez-vous une minute avant d'enchaîner la troisième posture.

3e POSTURE

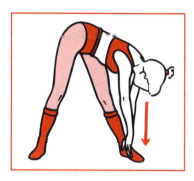

Flexion du buste sur une jambe

❖ Jambes écartées et tendues, pieds parallèles, fléchir au maximum le buste sur une jambe puis sur l'autre.

❖ Durée de chaque pose : 30 secondes.

❖ A répéter 2 fois de chaque côté en alternance.

Détendez-vous une minute avant d'enchaîner la quatrième posture.

4e POSTURE

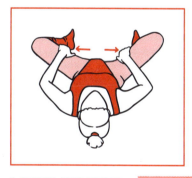

Assouplissement de l'intérieur des cuisses

❖ Allongé sur le dos, jambes fléchies en élévation, exercez des pressions avec les mains sur l'intérieur des cuisses.

❖ Durée de chaque pression : 30 secondes.

❖ A répéter 5 fois.

Passez ensuite à la relaxation.

LA RELAXATION

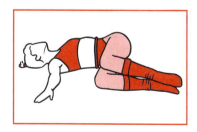

❖ Allongé sur le dos, épaules sur le sol : maintenir les jambes fléchies d'un côté puis de l'autre.

❖ Durée : 4 fois une minute de chaque côté en alternance.

❖ Relevez-vous avec lenteur.

1° posture

Souplesse des poignets, bras, épaules

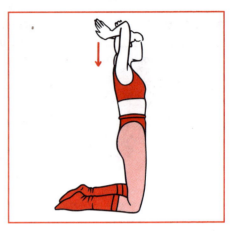

POSITION DE DÉPART : A genoux (en position de tailleur si vous ne pouvez pas vous agenouiller) :
- ❖ Ecartez légèrement les jambes, laissez les pieds souples sans prendre appui sur les orteils. Redressez votre dos et regardez devant vous. Elevez vos bras fléchis et placez vos paumes l'une contre l'autre.

STRETCHING :
- ❖ Abaissez le plus possible les mains à l'arrière de la tête durant 30 secondes.
- ❖ Ne décollez pas vos paumes et conservez les coudes très étirés vers l'arrière.
- ❖ Inspirez profondément par le nez, expirez deux fois plus lentement par la bouche.

RÉPÉTITIONS : 3 fois en vous décontractant quelques secondes entre chaque pose.

ERREURS À ÉVITER :
- ❖ Mettre uniquement les doigts en contact au lieu de toute la main.

BIENFAITS :
- ❖ Recommandé aux personnes dont les épaules «tombent».

N'OUBLIEZ PAS : **Relaxez-vous une minute avant d'enchaîner la seconde posture.**

2e posture

Souplesse de la taille

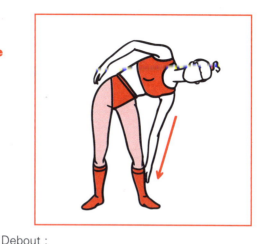

POSITION DE DÉPART :	Debout :
	❖ Ecartez et fléchissez bien vos jambes, pieds parallèles.
	❖ Etirez les épaules vers l'arrière et laissez vos bras le long du corps.
STRETCHING :	❖ Avec votre main gauche, touchez le talon gauche et restez ainsi 20 secondes.
	❖ Inspirez profondément par le nez, expirez deux fois plus lentement par la bouche.
	❖ Procédez de même à droite.
RÉPÉTITIONS :	4 fois en alternance.
ERREURS À ÉVITER :	❖ Pencher le buste vers l'avant au lieu de le garder dans l'axe des hanches.
	❖ Ne pas avoir les jambes symétriques.
BIENFAITS :	❖ Recommandé pour les contractures latérales de la taille.
N'OUBLIEZ PAS :	**Relaxez-vous une minute avant d'enchaîner la troisième posture.**

61

3ᵉ posture

Flexion du buste sur une jambe

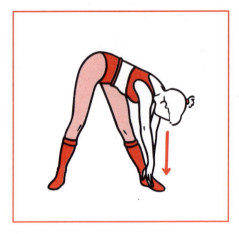

POSITION DE DÉPART :	Debout :
	❖ Ecartez et tendez vos jambes, pieds parallèles.
STRETCHING :	❖ Fléchissez votre buste sur la jambe gauche durant 30 secondes.
	❖ Inspirez profondément par le nez, expirez deux fois plus lentement par la bouche.
	❖ Procédez de même à droite.
RÉPÉTITIONS :	4 fois en alternance et en vous décontractant quelques secondes entre chaque pose.
ERREURS À ÉVITER :	❖ Fléchir les jambes.
	❖ Arrondir le dos au lieu de l'avoir plat.
	❖ Chercher à mettre le front sur le tibia au lieu du thorax.
	❖ Procéder par «à-coups» et non avec lenteur.
BIENFAITS :	❖ Permet un assouplissement des muscles arrière des jambes extrêmement efficace.
N'OUBLIEZ PAS :	**Relaxez-vous une minute avant d'enchaîner la quatrième posture.**

4e posture

Assouplissement de l'intérieur des cuisses

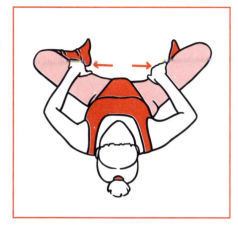

POSITION DE DÉPART : Allongé sur le dos :
❖ Elevez et fléchissez vos jambes.
❖ Ecartez-les au maximum.

STRETCHING :
❖ Appliquez vos paumes sur l'intérieur des cuisses et exercez des pressions régulières de 30 secondes.
❖ Laissez votre tête en repos sur le sol.
❖ Inspirez profondément par le nez, expirez deux fois plus lentement par la bouche.

RÉPÉTITIONS : 5 fois en vous décontractant quelques secondes entre chaque pose.

ERREURS À ÉVITER :
❖ Cambrer en ramenant insuffisamment les jambes vers soi.
❖ Appuyer sans progression et pas assez longtemps.

BIENFAITS :
❖ Permet d'acquérir de la souplesse plus rapidement qu'avec d'autres exercices (les danseuses classiques le pratiquent).
❖ Prépare très bien au grand écart facial.

N'OUBLIEZ PAS : **Passez ensuite à la technique de relaxation.**

Votre programme de stretching pour un mois

Relaxation

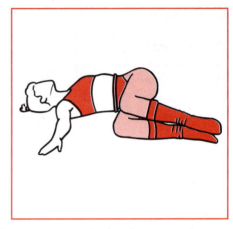

DESCRIPTION :

❖ Allongez-vous sur le dos, bras en croix.
❖ Repliez vos jambes.
❖ Placez-les doucement sur le côté et maintenez-les ainsi 2 minutes en les serrant.
❖ Veillez à avoir les cuisses à 90° avec le corps.
❖ Ne décollez pas les épaules du sol, même si les jambes ne touchent pas le sol.
❖ Changez doucement de côté.
❖ Fermez les yeux et ne pensez plus à rien pendant une minute.

❖ Inspirez bien profondément par le nez, expirez deux fois plus lentement par la bouche.

DURÉE TOTALE : 4 minutes.

Relevez-vous avec une extrême lenteur, en passant par la position assise.

QUESTION

Pourquoi faut-il rester 0 à 10 secondes (parfois plus) sur une posture pour réellement s'assouplir ?

RÉPONSE

Tout simplement parce que, le muscle se rétractant tout d'abord par réflexe, il faut du temps pour le décontracter en l'allongeant.

Le temps de pose varie suivant :
- ❖ les méthodes,
- ❖ le choix de l'exercice,
- ❖ le niveau du pratiquant,
- ❖ l'enseignant.

Programme de votre troisième semaine

IL COMPREND :

TROIS SÉANCES DE 15 MINUTES UN JOUR SUR DEUX

(PAR EXEMPLE : LUNDI - MERCREDI - VENDREDI)

*   **1e SÉANCE :** «SPÉCIAL DOS»

*   **2e SÉANCE :** «ÉTIREMENT GÉNÉRAL DU CORPS»

*   **3e SÉANCE :** «ÉTIREMENT GÉNÉRAL DU CORPS»

Sur toutes les techniques : inspirez doucement par le nez, expirez deux fois plus lentement par la bouche.

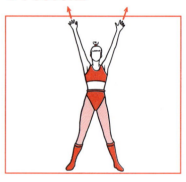*Votre programme de stretching pour un mois*

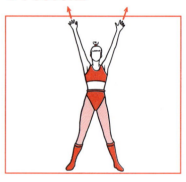
PROGRAMME
SPÉCIAL DOS

Votre 1ᵉ séance de stretching
Durée 15 minutes maximum

Description des exercices dans les pages suivantes.

RAPPEL : principe de cette méthode de stretching : s'étirer entre 20 et 30 secondes sur une posture tout en essayant de se décontracter afin de s'assouplir encore plus.

1ᵉ POSTURE

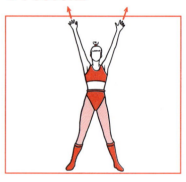

Extension maximale de la colonne vertébrale
❖ Debout, jambes et bras écartés en équilibre sur les orteils, étirez-vous au maximum.
❖ Durée de chaque pose : 30 secondes.
❖ A répéter 3 fois.
Détendez-vous une minute avant d'enchaîner la deuxième posture.

2ᵉ POSTURE

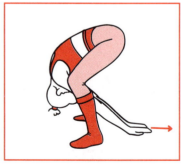

Etirement général du dos arrondi
❖ Debout, jambes écartées et fléchies, placez les mains sur le sol le plus loin possible entre les jambes.
❖ Durée de chaque pose : 30 secondes.
❖ A répéter 4 fois.
Détendez-vous une minute avant d'enchaîner la troisième posture.

3e POSTURE

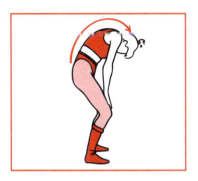

Assouplissement général du dos arrondi

❖ Debout, jambes semi-fléchies, arrondir au maximum le dos en prenant appui avec les mains sur les cuisses.

❖ Durée de chaque pose : 30 secondes.

❖ A répéter 4 fois.

Détendez-vous une minute avant d'enchaîner la quatrième posture.

4e POSTURE

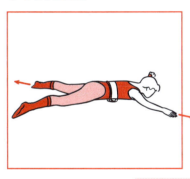

Etirement dorsal asymétrique

❖ Allongé sur le ventre, bras et jambes tendus, étirez simultanément la jambe gauche et le bras droit, puis inversez.

❖ Durée de chaque pose : 30 secondes.

❖ A répéter 4 fois en alternance.

Passez ensuite à la relaxation.

LA RELAXATION

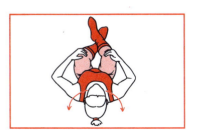

❖ Allongé sur le dos, jambes croisées sur la poitrine : tournez très lentement la tête à droite et à gauche une dizaine de fois.

❖ Durée : 3 minutes.

❖ Relevez-vous avec lenteur.

1° posture

Extension maximale de la colonne vertébrale

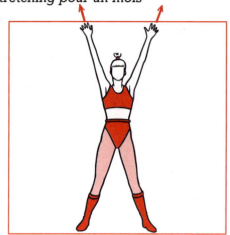

POSITION DE DÉPART :   Debout :
                        ❖ Elevez vos bras.
                        ❖ Ecartez bras et jambes.

STRETCHING :   ❖ Etirez-vous ainsi au maximum durant
                          30 secondes.
                        ❖ Inspirez profondément par le nez, expirez
                          deux fois plus lentement par la bouche.

RÉPÉTITIONS :   3 fois en vous décontractant quelques
                        secondes entre chaque pose.

ERREURS À ÉVITER :   ❖ Etre en déséquilibre sur un côté.
                        ❖ Cambrer.
                        ❖ Marcher sur place.

BIENFAITS :   ❖ Etire au maximum les ligaments para-
                          vertébraux.
                        ❖ Assouplit réellement la masse dorsale.
                        ❖ Procure une réelle sensation de détente.

N'OUBLIEZ PAS :   **Relaxez-vous une minute avant
                        d'enchaîner la seconde posture.**

2ᵉ posture

Etirement général du dos arrondi

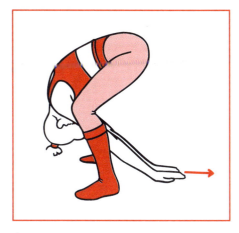

POSITION DE DÉPART :	Debout :
	❖ Ecartez et fléchissez vos jambes.
	❖ Placez vos pieds parallèles.
	❖ Fléchissez votre buste vers l'avant.
STRETCHING :	❖ Etirez le plus loin possible entre vos jambes, vos deux mains posées sur le sol. Restez ainsi 30 secondes.
	❖ Pensez à garder vos bras parallèles.
	❖ Inspirez profondément par le nez, expirez deux fois plus lentement par la bouche.
RÉPÉTITIONS :	4 fois en vous décontractant quelques secondes entre chaque pose.
ERREURS À ÉVITER :	❖ Ne pas avoir les jambes symétriques.
	❖ Etirer un bras plus que l'autre.
	❖ Se relever brutalement.
BIENFAITS :	❖ Soulage les courbatures lombaires.
	❖ Assouplit le buste.
N'OUBLIEZ PAS :	**Relaxez-vous une minute avant d'enchaîner la troisième posture.**

71

3e posture

Assouplissement général du dos arrondi

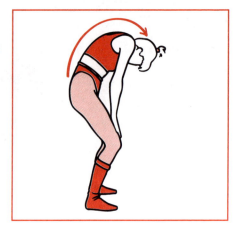

POSITION DE DÉPART :	Debout : ❖ Ecartez et fléchissez vos jambes, placez vos pieds parallèles. ❖ Appuyez vos paumes sur vos cuisses. ❖ Gardez le dos plat et ne relevez pas la tête.
STRETCHING :	❖ Arrondissez ainsi le dos au maximum en maintenant cette posture 30 secondes. ❖ Laissez retomber la tête vers le bas. Revenez à la position dos plat (durant 10 secondes) avant de recommencer. ❖ Inspirez profondément par le nez, expirez deux fois plus lentement par la bouche.
RÉPÉTITIONS :	4 fois en vous décontractant quelques secondes entre chaque pose.
ERREURS À ÉVITER :	❖ Chercher à redresser le dos au lieu de l'arrondir. ❖ Relever la tête.
BIENFAITS :	❖ Soulage réellement lors de douleurs musculaires. ❖ Assouplit remarquablement l'ensemble de la masse dorsale.
N'OUBLIEZ PAS :	**Relaxez-vous une minute avant d'enchaîner la quatrième posture.**

4ᵉ posture

Etirement dorsal asymétrique

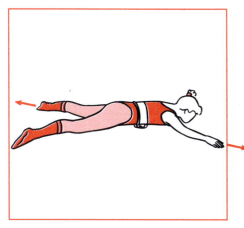

POSITION DE DÉPART :	Allongé sur le ventre, une serviette éponge roulée sous la taille (pour éviter de cambrer) :

❖ Ecartez bras et jambes tendus.
❖ Posez le menton sur le sol.

STRETCHING : ❖ Etirez ainsi simultanément la jambe gauche et le bras droit pendant 30 secondes et inversez.
❖ Inspirez profondément par le nez, expirez deux fois plus lentement par la bouche.

RÉPÉTITIONS : 4 fois en vous décontractant quelques secondes entre chaque pose.

ERREURS À ÉVITER : ❖ Soulever les membres du sol.
❖ Incliner le corps d'un côté.
❖ Placer la serviette trop haut.

BIENFAITS : ❖ Permet d'étirer des parties du corps qui ne le sont jamais.
❖ Le fait d'être allongé profite encore plus au dos en raison de l'absence totale du poids du corps dans l'axe d'étirement.

N'OUBLIEZ PAS : **Passez ensuite à la technique de relaxation.**

73

Relaxation

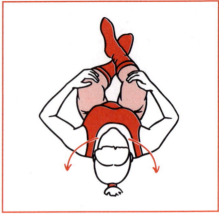

DESCRIPTION :

❖ Allongez-vous lentement sur le dos, repliez vos jambes vers la poitrine et croisez vos chevilles.
❖ Avec vos mains : tenez vos genoux.
❖ Fermez los yeux
❖ Tournez ainsi très lentement la tête de droite à gauche une dizaine de fois.

❖ Inspirez bien profondément par le nez, expirez deux fois plus lentement par la bouche.
❖ Puis ne pensez plus à rien, et restez pendant une minute dans un état de décontraction totale.

DURÉE TOTALE :   3 minutes.

Relevez-vous avec une extrême lenteur, en passant par la position assise.

QUESTION

Existe-t-il un danger de mal pratiquer le stretching ?

RÉPONSE

Comme pour n'importe quelle discipline mal comprise ou mal enseignée, il peut exister des désagréments, mais cela arrive rarement.

En effet, le stretching étant une activité très lente, cela réduit considérablement les risques traumatologiques quels qu'ils soient.

Il faut vraiment faire de «faux mouvements» pour se faire un endommagement ligamentaire par exemple.

Nous n'avons pas connaissance de problème dû à la pratique du stretching chez soi. Les pratiquants à domicile n'étant pas astreints à suivre un professeur choisissent d'instinct les mouvements qui leur sont bénéfiques. N'ayant aucune contrainte, ils prennent aussi tout le temps nécessaire pour effectuer les bons placements.

Votre 2ᵉ séance de stretching
Durée 15 minutes maximum

Description des exercices dans les pages suivantes.

RAPPEL : principe de cette méthode de stretching : s'étirer entre 20 et 30 secondes sur une posture tout en essayant de se décontracter afin de s'assouplir encore plus.

1ᵉ POSTURE

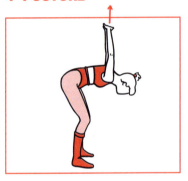

Assouplissement des épaules

❖ Debout, jambes écartées et fléchies, ramenez vos bras tendus au maximum vers la tête. Le buste est fléchi, les doigts sont noués.

❖ Durée de chaque pose : 30 secondes.

❖ A répéter 3 fois.

Détendez-vous une minute avant d'enchaîner la deuxième posture.

2ᵉ POSTURE

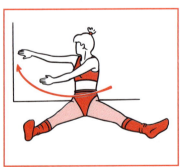

Assouplissement de la taille

❖ Assis, dos au mur, jambes tendues et écartées, touchez le mur le plus loin possible avec les mains, à droite puis à gauche.

❖ Durée de chaque pose : 20 secondes.

❖ A répéter 4 fois en alternance.

Détendez-vous une minute avant d'enchaîner la troisième posture.

3ᵉ POSTURE

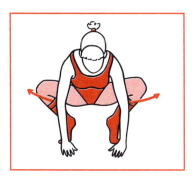

Souplesse de l'intérieur des cuisses (adductours)

❖ Accroupi, jambes écartées, mains sur le sol, écartez les genoux avec les coudes.

❖ Durée de chaque pose : 30 secondes.

❖ A répéter 4 fois.

Détendez-vous une minute avant d'enchaîner la quatrième posture.

4ᵉ POSTURE

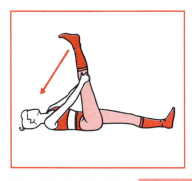

Assouplissement des jambes

❖ Allongé sur le dos, ramenez une jambe tendue vers vous avec les deux mains.

❖ Durée de chaque pose : 30 secondes.

❖ A répéter 4 fois avec chaque jambe en alternance.

Passez ensuite à la relaxation.

LA RELAXATION

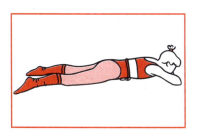

❖ Allongé sur le ventre, une serviette roulée sous la taille, mains sous le menton : concentrez-vous simplement pour respirer le plus lentement possible.

❖ Durée : 2 minutes environ.

❖ Relevez-vous avec lenteur.

Votre programme de stretching pour un mois

1° posture

Assouplissement des épaules

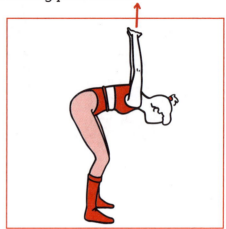

POSITION DE DÉPART : Debout :
- ❖ Ecartez et fléchissez vos jambes.
- ❖ Placez vos pieds parallèles.
- ❖ Nouez vos doigts derrière le dos. Tendez vos bras au maximum, paumes vers le haut.

STRETCHING :
- ❖ Fléchissez doucement le buste vers l'avant en élevant vos bras le plus haut possible. Maintenez cette posture 30 secondes.
- ❖ Inspirez profondément par le nez, expirez deux fois plus lentement par la bouche.

RÉPÉTITIONS : 3 fois en vous décontractant quelques secondes entre chaque pose.

ERREURS À ÉVITER :
- ❖ Redresser les jambes en fléchissant le buste.
- ❖ Fléchir les bras au lieu de les garder tendus au maximum.

BIENFAITS :
- ❖ Contribue à acquérir un meilleur port du buste.
- ❖ Assouplit la ceinture scapulaire (les épaules) très rapidement.
- ❖ Recommandé pour les épaules qui «tombent» vers l'avant.

N'OUBLIEZ PAS : **Relaxez-vous une minute avant d'enchaîner la seconde posture.**

2e posture

Assouplissement de la taille

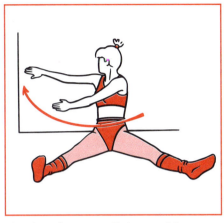

POSITION DE DÉPART : Assis, dos face à un mur. Prévoyez 30 ou 40 cm de distance entre votre dos et le mur :
❖ Ecartez et tendez vos jambes.
❖ Redressez votre dos.

STRETCHING : ❖ Allez toucher le mur derrière vous avec les mains le plus loin possible à droite, tournez la tête à droite. Maintenez la posture durant 30 secondes.
❖ Faites de même à gauche.
❖ Inspirez profondément par le nez, expirez deux fois plus lentement par la bouche.

RÉPÉTITIONS : 4 fois en alternance de chaque côté en vous décontractant.

ERREURS À ÉVITER : ❖ Ne pas avoir le dos droit.
❖ Resserrer les jambes.

BIENFAITS : ❖ Etire les muscles de la taille en rotation, ce qui est peu habituel.

N'OUBLIEZ PAS : **Relaxez-vous une minute avant d'enchaîner la troisième posture.**

3ᵉ posture

Souplesse de l'intérieur des cuisses (adducteurs)

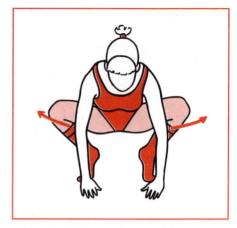

POSITION DE DÉPART : Accroupi (en équilibre sur les orteils) :
- ❖ Ecartez les jambes au maximum, placez les pieds parallèles.
- ❖ Posez les mains sur le sol.

STRETCHING :
- ❖ Ecartez les genoux avec les coudes en conservant le dos plat durant 30 secondes.
- ❖ Inspirez profondément par le nez, expirez deux fois plus lentement par la bouche.

RÉPÉTITIONS : 3 fois en vous décontractant quelques secondes entre chaque pose.

ERREURS À ÉVITER :
- ❖ Accentuer plus l'ouverture sur un côté que sur l'autre.
- ❖ Elever le bassin.
- ❖ Arrondir le dos.

BIENFAITS :
- ❖ Prépare au grand écart facial.
- ❖ Permet de se baisser avec plus d'aisance dans le cadre de la vie courante.

N'OUBLIEZ PAS : **Relaxez-vous une minute avant d'enchaîner la quatrième posture.**

4ᵉ posture

Assouplissement des jambes

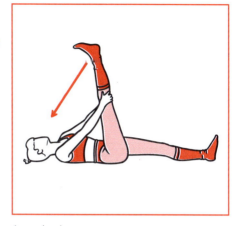

POSITION DE DÉPART :	Allongé sur le dos :
	❖ Elevez la jambe droite tendue.
	❖ Tenez-la entre vos mains.
STRETCHING :	❖ Ramenez-la lentement le plus près possible de votre visage. Maintenez la position durant 30 secondes.
	❖ Inspirez profondément par le nez, expirez deux fois plus lentement par la bouche.
RÉPÉTITIONS :	4 fois de chaque jambe en alternance.
ERREURS À ÉVITER :	❖ Fléchir la jambe en extension.
	❖ La dévier à droite ou à gauche.
	❖ Fléchir la jambe en appui sur le sol.
	❖ Lever la tête du sol.
BIENFAITS :	❖ Excellent pour les crampes derrière les cuisses.
	❖ Prépare au grand écart antéro-postérieur.
	❖ Etire une partie du corps rarement sollicitée.
N'OUBLIEZ PAS :	**Passez ensuite à la technique de relaxation.**

81

Relaxation

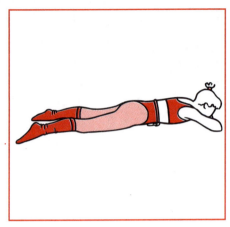

DESCRIPTION :

❖ Allongez-vous lentement sur le ventre, roulez une serviette éponge sous votre taille (pour éviter de cambrer). Placez vos mains sous le menton, écartez légèrement les jambes.

❖ Fermez les yeux et décontractez-vous ainsi complètement en essayant de ne penser à rien.

❖ Inspirez profondément par le nez, expirez deux fois plus lentement par la bouche.

DURÉE TOTALE : 3 minutes.

Relevez-vous avec une extrême lenteur, en passant par la position assise.

QUESTION

Pourquoi faut-il plus de temps à une personne néophyte pour se décontracter qu'à une personne entraînée ?

RÉPONSE

Tout simplement parce que, le plus souvent, sa faculté de concentration est moindre ainsi que sa fonction proprioceptive (sensibilité propre aux os, aux muscles, aux tendons, aux articulations renseignant sur l'équilibre ou le déplacement du corps dans l'espace par exemple).

PROGRAMME ÉTIREMENT GÉNÉRAL DU CORPS

Votre 3e séance de stretching
Durée 15 minutes maximum

Description des exercices dans les pages suivantes.

RAPPEL : principe de cette méthode de stretching : s'étirer entre 20 et 30 secondes sur une posture tout en essayant de se décontracter afin de s'assouplir encore plus.

1e POSTURE

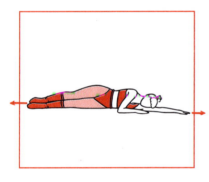

Etirement de tout le corps
❖ Allongé sur le côté, étirez simultanément le bras sur le sol et les deux jambes.
❖ Durée de chaque pose : 30 secondes.
❖ A répéter 4 fois en alternance.
Détendez-vous une minute avant d'enchaîner la deuxième posture.

2e POSTURE

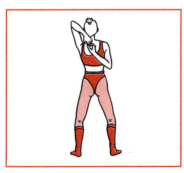

Assouplissement des épaules
❖ Debout, jambes fléchies et écartées, nouez vos doigts dans le dos. Un bras élevé, l'autre en bas.
❖ Durée de chaque pose : 20 secondes.
❖ A répéter 4 fois en alternant la position des bras.
Détendez-vous une minute avant d'enchaîner la troisième posture.

3ᵉ POSTURE

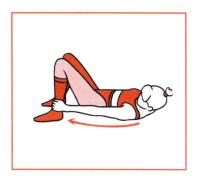

Assouplissement de la taille

❖ Allongé, jambes fléchies et écartées, attrapez la cheville gauche avec la main gauche et fléchissez le bras droit au maximum.

❖ Durée de chaque pose : 30 secondes.

❖ A répéter 4 fois en alternance. Détendez-vous une minute avant d'enchaîner la quatrième posture.

4ᵉ POSTURE

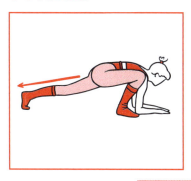

Souplesse des jambes

❖ En fente avant. En appui sur les avant-bras, étirez au maximum la jambe tendue à l'arrière.

❖ Durée de chaque pose : 20 secondes.

❖ A répéter 4 fois de chaque jambe en alternance. Passez ensuite à la relaxation.

LA RELAXATION

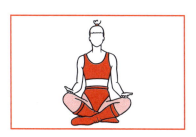

❖ Adossé à un mur, en position «tailleur»: décontractez-vous complètement progressivement.

❖ Durée : 3 minutes environ.

❖ Relevez-vous avec lenteur.

1° posture

Etirement de
tout le corps

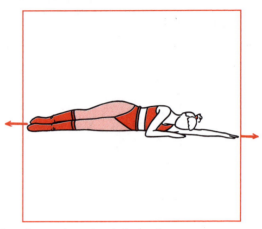

POSITION DE DÉPART :	Allongé au sol sur le côté gauche :
	❖ Laissez reposer la tête sur le bras tendu.
	❖ Repliez l'autre bras devant la poitrine.
STRETCHING :	❖ Etirez au maximum simultanément le bras sur le sol et les jambes pendant 30 secondes.
	❖ Procédez de même à droite.
	❖ Inspirez profondément par le nez, expirez deux fois plus lentement par la bouche.
RÉPÉTITIONS :	4 fois en alternance et en vous décontractant quelques secondes entre chaque pose.
ERREURS À ÉVITER :	❖ Creuser les reins.
	❖ Ne pas conserver le bras et les jambes dans l'axe du corps.
	❖ Ne pas garder les jambes superposées.
	❖ Trop baisser la tête.
BIENFAITS :	❖ Permet une perception différente du corps du fait de son placement sur le sol.
	❖ Aide à mieux sentir les différentes parties du corps.
N'OUBLIEZ PAS :	**Relaxez-vous une minute avant d'enchaîner la seconde posture.**

2e posture

Assouplissement des épaules

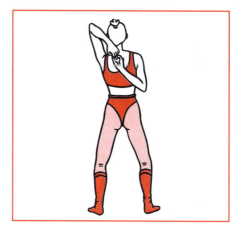

POSITION DE DÉPART : Debout :
- ❖ Ecartez et fléchissez vos jambes.
- ❖ Placez vos pieds parallèles.
- ❖ Levez votre tête.

STRETCHING :
- ❖ Nouez vos doigts dans le dos, bras gauche élevé durant 30 secondes. Si vous n'y parvenez pas, utilisez un foulard ou un manche à balai.
- ❖ Inversez la position des bras.
- ❖ Inspirez profondément par le nez, expirez deux fois plus lentement par la bouche.

RÉPÉTITIONS : 4 fois en alternance en vous décontractant quelques secondes entre chaque pose.

ERREURS À ÉVITER :
- ❖ Tendre les jambes.
- ❖ Cambrer.
- ❖ Désaxer son corps sur un côté.

BIENFAITS :
- ❖ Ouvre la cage thoracique.
- ❖ Permet un assouplissement musculaire et articulaire.

N'OUBLIEZ PAS : **Relaxez-vous une minute avant d'enchaîner la troisième posture.**

3ᵉ posture

Assouplissement de la taille

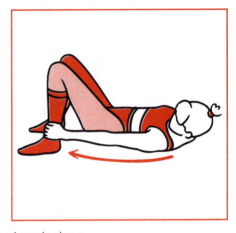

POSITION DE DÉPART : Allongé sur le dos :
❖ Repliez et écartez vos jambes.

STRETCHING : ❖ Avec la main gauche, attrapez la cheville gauche en soulevant légèrement la tête et le haut du dos. Tentez ainsi de rapprocher au maximum latéralement le buste des jambes. Maintenez la position durant 30 secondes.
❖ Procédez de même à droite.
❖ Inspirez profondément par le nez, expirez deux fois plus lentement par la bouche.

RÉPÉTITIONS : 4 fois en alternance et en vous décontractant quelques secondes entre chaque pose.

ERREURS À ÉVITER : ❖ Trop soulever le buste.
❖ Ne pas avoir les pieds sur la même ligne.
❖ Décoller les talons.

BIENFAITS : ❖ Etire efficacement les muscles de la taille (obliques).
❖ Recommandé en cas de points de contraction sur les côtés.

N'OUBLIEZ PAS : **Relaxez-vous une minute avant d'enchaîner la quatrième posture.**

88

4e posture

Souplesse des jambes

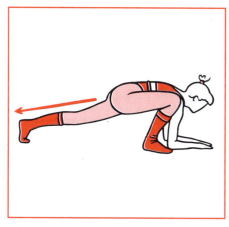

POSITION DE DÉPART : Accroupi :

❖ Penchez le buste vers l'avant en prenant appui sur le sol avec les avant-bras.

❖ Placez une jambe en flexion à l'extérieur des bras.

STRETCHING :

❖ Etirez au maximum la jambe gauche tendue à l'arrière. Conservez vos pieds parallèles et maintenez la position durant 30 secondes. Inversez.

❖ Inspirez profondément par le nez, expirez deux fois plus lentement par la bouche.

RÉPÉTITIONS : 4 fois en alternance et en vous décontractant quelques secondes entre chaque pose.

ERREURS À ÉVITER :

❖ Fléchir la jambe arrière.

❖ Soulever les avant-bras du sol.

BIENFAITS :

❖ Permet un étirement doux des muscles des cuisses.

❖ Prépare au grand écart antéro-postérieur.

❖ Recommandé après une séance de footing.

N'OUBLIEZ PAS : **Passez ensuite à la technique de relaxation.**

Relaxation

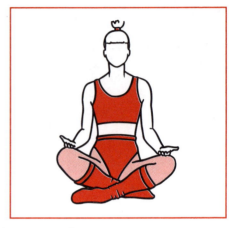

DESCRIPTION :

❖ Adossez-vous à un mur.
❖ Placez votre bassin perpendiculaire au sol.
❖ Placez vos jambes en tailleur.
❖ Posez vos mains sur vos cuisses, les paumes dirigées vers le haut.
❖ Fermez les yeux.
❖ Relaxez-vous complètement.

❖ Inspirez bien profondément par le nez, expirez deux fois plus lentement par la bouche.

DURÉE TOTALE : 3 minutes.

Relevez-vous avec une extrême lenteur.

QUESTION

Dans le cadre d'une activité sportive, à quel moment interviennent les exercices de stretching ? Doit-on pratiquer les exercices d'étirement en début d'activité ou à la fin ?

RÉPONSE

Tout dépend de l'activité :

Au début d'une séance de danse (par exemple), le stretching fait office d'échauffement, préparant les muscles à des élongations plus brusques.

Le stretching effectué à la fin d'un entraînement de sport de combat (par exemple) aura un rôle de relaxation. Il remplira alors le rôle de «retour au calme».

Programme de votre quatrième semaine

IL COMPREND :

TROIS SÉANCES DE 15 MINUTES UN JOUR SUR DEUX

(PAR EXEMPLE : LUNDI - MERCREDI - VENDREDI)

✳   **1ᵉ SÉANCE :** «SPÉCIAL DOS»

✳   **2ᵉ SÉANCE :** «ÉTIREMENT GÉNÉRAL DU CORPS»

✳   **3ᵉ SÉANCE :** «ÉTIREMENT GÉNÉRAL DU CORPS»

Sur toutes les techniques : inspirez doucement par le nez, expirez deux fois plus lentement par la bouche.

PROGRAMME SPÉCIAL DOS

Votre 1ᵉ séance de stretching
Durée 15 minutes maximum

Description des exercices dans les pages suivantes.

RAPPEL : principe de cette méthode de stretching : s'étirer entre 20 et 30 secondes sur une posture tout en essayant de se décontracter afin de s'assouplir encore plus.

1ᵉ POSTURE

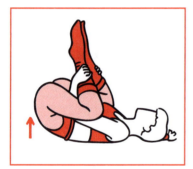

Extension du bas du dos
❖ Allongé sur le dos, jambes fléchies et écartées, passez les bras à l'intérieur des cuisses et attrapez les mollets avec les mains. Soulevez ainsi le bassin.
❖ Durée de chaque pose : 20 secondes.
❖ A répéter 3 fois.
Détendez-vous une minute avant d'enchaîner la deuxième posture.

2ᵉ POSTURE

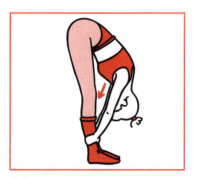

Etirement général du dos
❖ Debout, jambes tendues et serrées, touchez les tibias avec la poitrine.
❖ Durée de chaque pose : 20 secondes.
❖ A répéter 3 fois.
Détendez-vous une minute avant d'enchaîner la troisième posture.

3ᵉ POSTURE

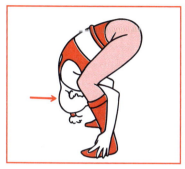

Etirement général du dos arrondi

❖ Accroupi, buste fléchi vers l'avant, passez vos bras à l'intérieur des cuisses. Mettez la tête le plus loin possible entre les jambes.
❖ Durée de chaque pose : 20 secondes.
❖ A répéter 3 fois.
Détendez-vous une minute avant d'enchaîner la quatrième posture.

4ᵉ POSTURE

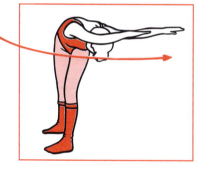

Extension latérale du dos

❖ Debout, jambes tendues et écartées, le buste et les bras parallèles au sol, étirez ainsi le corps sur la gauche puis sur la droite.
❖ Durée de chaque pose : 20 secondes.
❖ A répéter 4 fois en alternance.
Passez ensuite à la relaxation.

LA RELAXATION

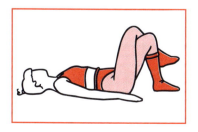

❖ Allongé sur le dos, jambes fléchies, croisez une jambe sur l'autre : contractez et décontractez lentement votre ventre, votre tête (1 minute). Faites ensuite le vide pendant 2 minutes.
❖ Durée : 3 minutes.
❖ Relevez-vous avec lenteur.

1° posture

Extension du bas du dos

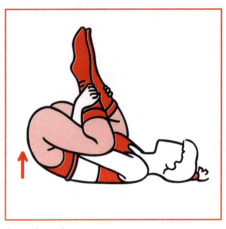

POSITION DE DÉPART :	Allongé sur le sol :
	❖ Ramenez vos jambes écartées et fléchies vers la poitrine.
	❖ Passez vos bras entre les jambes et tenez ainsi vos mollets avec les mains.
	❖ Laissez votre tête sur le sol.
STRETCHING :	❖ Ramenez vos jambes le plus près possible vers le visage. Restez ainsi en position maximum pendant 20 secondes.
	❖ Inspirez profondément par le nez, expirez deux fois plus lentement par la bouche.
RÉPÉTITIONS :	3 fois en vous décontractant quelques secondes entre chaque pose.
ERREURS À ÉVITER :	❖ Faire la balançoire.
	❖ Crisper la nuque.
BIENFAITS :	❖ Soulage les maux lombaires.
	❖ Excellent pour les courbatures du bas du corps.
N'OUBLIEZ PAS :	**Relaxez-vous une minute avant d'enchaîner la seconde posture.**

2ᵉ posture

Etirement général du dos

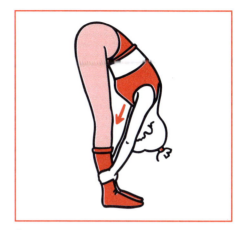

POSITION DE DÉPART :	Debout :
	❖ Serrez vos jambes.
STRETCHING :	❖ Rapprochez le plus possible votre buste des jambes durant 20 secondes en tenant vos mollets.
	❖ Veillez à vous redresser complètement à chaque fois, en déroulant très lentement le dos vertèbre par vertèbre.
	❖ Inspirez profondément par le nez, expirez deux fois plus lentement par la bouche.
RÉPÉTITIONS :	3 fois en vous décontractant quelques secondes entre chaque pose.
ERREURS À ÉVITER :	❖ Tenter de rapprocher le front des jambes et non la poitrine.
	❖ Fléchir les jambes.
	❖ Se déséquilibrer sur les talons.
BIENFAITS :	❖ Permet une extension puis une décontraction de la colonne vertébrale.
N'OUBLIEZ PAS :	**Relaxez-vous une minute avant d'enchaîner la troisième posture.**

97

3e posture

Etirement général du dos arrondi

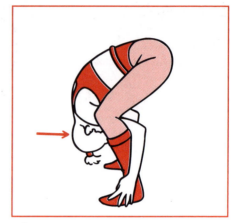

POSITION DE DÉPART :   Accroupi :
- ❖ Ecartez vos jambes, placez vos pieds parallèles.
- ❖ Passez vos bras à l'intérieur des cuisses.
- ❖ Posez vos mains sur vos pieds.

STRETCHING :
- ❖ Dirigez votre tête le plus bas possible vers le sol, à l'intérieur des jambes. Maintenez cette posture 30 secondes.
- ❖ Inspirez profondément par le nez, expirez deux fois plus lentement par la bouche.

RÉPÉTITIONS :   3 fois en vous décontractant quelques secondes entre chaque pose.

ERREURS À ÉVITER :
- ❖ Redressez les jambes, elles doivent rester immobiles.
- ❖ Les avoir insuffisamment écartées.

BIENFAITS :
- ❖ Permet une extension douce de la colonne.
- ❖ La position favorise un étirement des vertèbres cervicales très bénéfiques.
- ❖ Avoir la «tête en bas» aide à une meilleure irrigation du cerveau avec les conséquences bienfaitrices qui en découlent.

N'OUBLIEZ PAS :   **Relaxez-vous une minute avant d'enchaîner la quatrième posture.**

98

4ᵉ posture

Extension latérale du dos

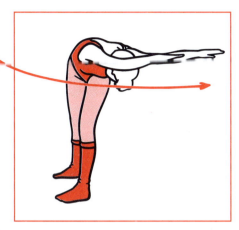

POSITION DE DÉPART : Debout :
- ❖ Ecartez vos jambes tendues, placez vos pieds parallèles.
- ❖ Fléchissez votre buste vers l'avant parallèle au sol.

STRETCHING :
- ❖ Etirez au maximum vos bras parallèles à gauche pendant 20 secondes en déplaçant le buste à gauche. Puis procédez de même à droite.
- ❖ Inspirez profondément par le nez, expirez deux fois plus lentement par la bouche.

RÉPÉTITIONS : 3 fois en vous décontractant quelques secondes entre chaque pose.

ERREURS À ÉVITER :
- ❖ Arrondir le dos.
- ❖ Ne plus avoir les pieds sur la même ligne.
- ❖ Descendre les bras.

BIENFAITS :
- ❖ Améliore la notion d'équilibre.
- ❖ Etire le dos mais également les pectoraux.

N'OUBLIEZ PAS : **Passez ensuite à la technique de relaxation.**

Relaxation

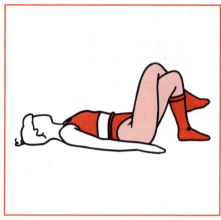

DESCRIPTION :

- ❖ Allongez-vous lentement sur le dos, laissez vos bras le long du corps.
- ❖ Repliez une jambe, croisez l'autre dessus.
- ❖ Fermez les yeux.
- ❖ Contractez et décontractez lentement les muscles de votre ventre pendant une minute. Puis faites le vide dans votre tête pendant 2 minutes.

- ❖ Inspirez bien profondément par le nez, expirez deux fois plus lentement par la bouche.

DURÉE TOTALE : 3 minutes.

Relevez-vous avec une extrême lenteur, en passant par la position assise.

QUESTION

A quelle heure est-il préférable de pratiquer le stretching ?

RÉPONSE

Cette activité étant lente, il est conseillé de l'exercer le soir avec une relaxation.

Elle favorise l'arrivée du sommeil et l'inactivité de la nuit est bénéfique après le travail d'élongation.

Toutefois, si vous ne pouvez pas faire autrement que de la pratiquer le matin ou le midi, écourtez la phase de relaxation, afin d'éviter un endormissement pas forcément souhaité !

A noter : il vaut mieux éviter de faire du stretching immédiatement après un repas. En effet, certaines techniques nécessitant d'avoir la tête en bas peuvent provoquer une sensation inconfortable.

Votre 2ᵉ séance de stretching
Durée 15 minutes maximum

Description des exercices dans les pages suivantes.

RAPPEL : principe de cette méthode de stretching : s'étirer entre 20 et 30 secondes sur une posture tout en essayant de se décontracter afin de s'assouplir encore plus.

1ᵉ POSTURE

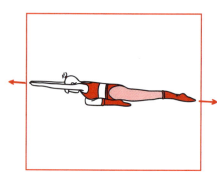

Etirement dorsal

❖ Allongé sur le ventre, une jambe repliée sous soi, étirez au maximum la jambe tendue et les bras.

❖ Durée de chaque pose : 30 secondes.

❖ A répéter 4 fois de chaque jambe en alternance.

Détendez-vous une minute avant d'enchaîner la deuxième posture.

2ᵉ POSTURE

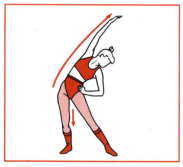

Etirement latéral du buste

❖ Inclinez le buste à gauche en fléchissant la jambe droite, puis inversez.

❖ Durée de chaque pose : 30 secondes.

❖ A répéter 4 fois en alternance.

Détendez-vous une minute avant d'enchaîner la troisième posture.

3ᵉ POSTURE

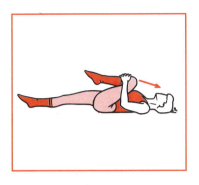

Etirement des jambes

❖ Allongé sur le dos, ramenez une des jambes fléchie vers vous, l'autre étant tendue au maximum.

❖ Durée de chaque pose : 30 secondes.

❖ A répéter 4 fois en alternance. Détendez-vous une minute avant d'enchaîner la quatrième posture.

4ᵉ POSTURE

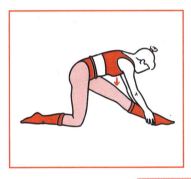

Souplesse du buste et des jambes

❖ En appui sur un genou, fléchissez le buste sur la jambe tendue. Puis inversez.

❖ Durée de chaque pose : 20 secondes.

❖ A répéter 4 fois en alternance. Passez ensuite à la relaxation.

LA RELAXATION

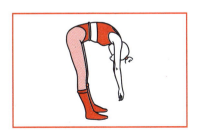

❖ Debout, jambes semi-fléchies : laissez retomber votre corps devant vous. Relaxez-vous ainsi une minute. Redressez lentement le dos vertèbre par vertèbre.

❖ Durée : 2 minutes environ.

❖ Relevez-vous avec lenteur.

1° posture

Etirement dorsal

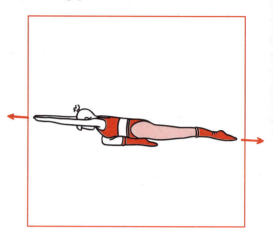

POSITION DE DÉPART : A genoux :
- ❖ Fléchissez le buste vers l'avant, et baissez la nuque.
- ❖ Placez vos bras tendus devant vous.
- ❖ Allongez la jambe gauche dans le prolongement du corps. Laissez le pied souple : ne retournez pas vos orteils.

STRETCHING :
- ❖ Etirez simultanément au maximum la jambe gauche et les deux bras pendant 30 secondes.
- ❖ Procédez de même avec la jambe droite.
- ❖ Inspirez profondément par le nez, expirez deux fois plus lentement par la bouche.

RÉPÉTITIONS : 4 fois en alternance et en vous décontractant quelques secondes entre chaque pose.

ERREURS À ÉVITER :
- ❖ Dévier la jambe étirée à gauche ou à droite.
- ❖ Trop écarter les bras : ils doivent être parallèles.

BIENFAITS :
- ❖ Etire tout le corps en soulageant les tensions des vertèbres lombaires, en raison de l'arrondi occasionné par la jambe repliée.

N'OUBLIEZ PAS : **Relaxez-vous une minute avant d'enchaîner la seconde posture.**

2ᵉ posture

Etirement latéral du buste

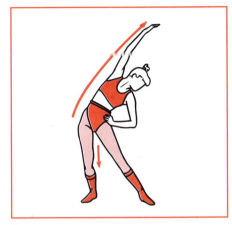

POSITION DE DÉPART : Debout :
- ❖ Ecartez vos jambes tendues. Placez vos pieds parallèles.
- ❖ Posez votre main gauche sur la taille.

STRETCHING :
- ❖ Etirez au maximum votre taille sur le côté gauche en fléchissant la jambe droite. Elevez le bras droit et restez 30 secondes sur la posture.
- ❖ Procédez de même à droite.
- ❖ Inspirez profondément par le nez, expirez deux fois plus lentement par la bouche.

RÉPÉTITIONS : 4 fois en alternance de chaque côté en vous décontractant.

ERREURS À ÉVITER :
- ❖ Pencher le buste vers l'avant au lieu du côté.
- ❖ Placer le bras vers l'avant et non latéralement.
- ❖ Fléchir le bras en élévation.

BIENFAITS :
- ❖ Etire fortement les muscles de la taille latéralement (obliques).
- ❖ Excellent pour les personnes sujettes aux «points de côté».

N'OUBLIEZ PAS : **Relaxez-vous une minute avant d'enchaîner la troisième posture.**

105

3ᵉ posture

Etirement des jambes

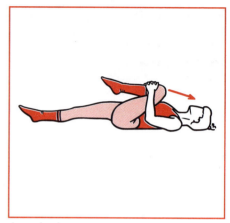

Position de départ :	Allongé sur le dos :
	❖ Serrez vos jambes.
Stretching :	❖ Ramenez au maximum la jambe gauche vers la poitrine avec les mains durant 30 secondes.
	❖ Procédez de même avec la jambe droite.
	❖ Inspirez profondément par le nez, expirez deux fois plus lentement par la bouche.
Répétitions :	4 fois en alternance et en vous décontractant quelques secondes entre chaque pose.
Erreurs à éviter :	❖ Fléchir la jambe au sol.
	❖ Redresser la tête, ce qui occasionne des contractures au niveau de la nuque.
Bienfaits :	❖ Etire efficacement le bas du dos.
	❖ Contribue à diminuer ou à éliminer les courbatures dans les fessiers.
	❖ Recommandé aux personnes sédentaires souffrant de maux de reins.
N'oubliez pas :	**Relaxez-vous une minute avant d'enchaîner la quatrième posture.**

4° posture

Souplesse du buste et des jambes

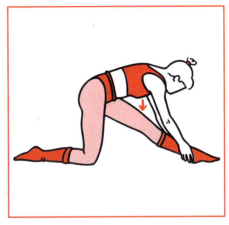

POSITION DE DÉPART : A genoux :
❖ Tendez la jambe gauche devant vous.

STRETCHING : ❖ Fléchissez au maximum le buste sur la jambe tendue et essayez de toucher le tibia avec votre poitrine. Vos mains maintiennent la cheville. Regardez devant vous et maintenez la posture 20 secondes.
❖ Inspirez profondément par le nez, expirez deux fois plus lentement par la bouche.

RÉPÉTITIONS : 4 fois en alternance et en vous décontractant quelques secondes entre chaque pose.

ERREURS À ÉVITER : ❖ Tenter de toucher la jambe avec le front et non pas avec la poitrine.
❖ Arrondir le dos au lieu de le garder plat.
❖ Ne pas fléchir la jambe avant.

BIENFAITS : ❖ Assouplit efficacement les muscles situés derrière les jambes (ischios-jambiers).
❖ Permet d'améliorer la flexion du tronc.

N'OUBLIEZ PAS : **Passez ensuite à la technique de relaxation.**

Relaxation

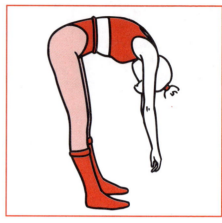

DESCRIPTION :

❖ Debout, laissez-vous choir doucement vers l'avant. Décontractez complètement le buste, la nuque et les bras. Restez ainsi 30 secondes.

❖ Relevez-vous très lentement vertèbre par vertèbre.

❖ Recommencez une seconde fois.

❖ Inspirez bien profondément par le nez, expirez deux fois plus lentement par la bouche.

DURÉE TOTALE : 3 minutes.

Relevez-vous avec une extrême lenteur.

QUESTION

Est-il vrai qu'à l'origine les femmes sont plus souples que les hommes ?

RÉPONSE

Tout à fait ! Les articulations féminines présentent en général une laxité assez étonnante. En effet, les femmes possèdent une masse musculaire moins importante que les hommes et offrent ainsi moins de résistance à l'amplitude articulaire.

Il faut quand même préciser que, par exemple, une personne peut être souple des bras et pas des jambes. On peut aussi réaliser certains assouplissements dans certaines directions et pas du tout dans d'autres.

On constate d'ailleurs souvent une adaptation dissymétrique à l'élongation (on est plus souple à droite ou à gauche).

Mais, en général, on peut affirmer que : les hommes sont plus toniques mais moins entraînés que les femmes à des activités de souplesse.

PROGRAMME
ÉTIREMENT GÉNÉRAL
DU CORPS

Votre 3ᵉ séance de stretching
Durée 15 minutes maximum

Description des exercices dans les pages suivantes.

RAPPEL : principe de cette méthode de stretching : s'étirer entre 20 et 30 secondes sur une posture tout en essayant de se décontracter afin de s'assouplir encore plus.

1ᵉ POSTURE

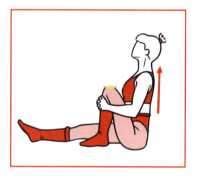

Etirement du dos
❖ Assis, étirez au maximum le dos vers le haut, mains autour du genou d'une des jambes fléchie.
❖ Durée de chaque pose : 20 secondes.
❖ A répéter 4 fois en changeant de genou en alternance.
Détendez-vous une minute avant d'enchaîner la deuxième posture.

2ᵉ POSTURE

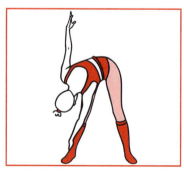

Rotation de la taille
❖ Debout, avec la main gauche attrapez la cheville droite et réalisez une rotation maximale de la taille à droite.
Inversez la position.
❖ Durée de chaque pose : 20 secondes.
❖ A répéter 4 fois en alternance.
Détendez-vous une minute avant d'enchaîner la troisième posture.

110

3ᵉ POSTURE

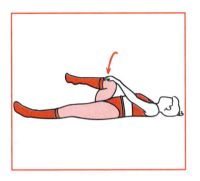

Extension de la hanche

❖ Allongé sur le dos, dirigez avec la main gauche votre genou droit vers le sol. Inversez la position.

❖ Durée de chaque pose : 20 secondes.

❖ A répéter 4 fois en alternance. Détendez-vous une minute avant d'enchaîner la quatrième posture.

4ᵉ POSTURE

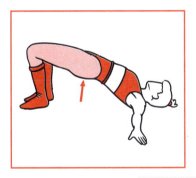

Extension des cuisses

❖ Allongé sur le dos, talons près des fesses, genoux serrés, élevez le bassin au maximum.

❖ Durée de chaque pose : 20 secondes.

❖ A répéter 4 fois. Passez ensuite à la relaxation.

LA RELAXATION

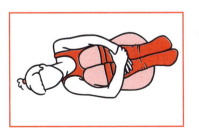

❖ Allongé sur votre côté préféré, entourez vos genoux avec vos bras (position du fœtus). Efforcez-vous ainsi de percevoir les battements de votre cœur durant une minute. Ne pensez plus à rien durant deux minutes.

❖ Durée : 3 minutes.

❖ Relevez-vous avec lenteur.

1° posture

Etirement du dos

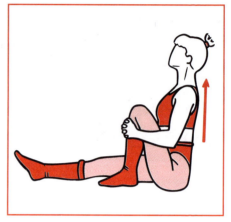

POSITION DE DÉPART :	Assis :
	❖ Ramenez une jambe fléchie vers vous.
	❖ Tendez l'autre sur le sol.
STRETCHING :	❖ Entourez la jambe fléchie avec les bras. Etirez le dos au maximum vers le haut pendant 20 secondes.
	❖ Inspirez profondément par le nez, expirez deux fois plus lentement par la bouche.
RÉPÉTITIONS :	4 fois en alternance et en vous décontractant quelques secondes entre chaque pose.
ERREURS À ÉVITER :	❖ Se pencher à droite ou à gauche.
	❖ Soulever la jambe du sol.
BIENFAITS :	❖ Etire les vertèbres bénéfiquement.
	❖ Apprend à opter pour une bonne attitude dans le cadre du quotidien.
N'OUBLIEZ PAS :	**Relaxez-vous une minute avant d'enchaîner la seconde posture.**

2ᵉ posture

Rotation de la taille

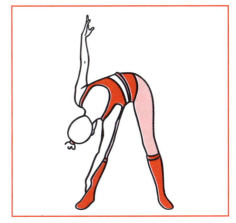

POSITION DE DÉPART :	Debout : ❖ Ecartez et tendez vos jambes. ❖ Placez vos pieds parallèles. ❖ Fléchissez le buste vers l'avant.
STRETCHING :	❖ Avec la main gauche, attrapez votre cheville droite et rapprochez le plus possible votre buste de la jambe droite. Conservez la posture pendant 20 secondes. ❖ Inversez la position. ❖ Inspirez profondément par le nez, expirez deux fois plus lentement par la bouche.
RÉPÉTITIONS :	4 fois en alternance en vous décontractant quelques secondes entre chaque pose.
ERREURS À ÉVITER :	❖ Fléchir les jambes. ❖ Arrondir le dos, au lieu de l'avoir le plus droit possible.
BIENFAITS :	❖ Etire en rotation les muscles de la taille et du dos. ❖ Assouplit le buste.
N'OUBLIEZ PAS :	**Relaxez-vous une minute avant d'enchaîner la troisième posture.**

113

3ᵉ posture

Extension
de la hanche

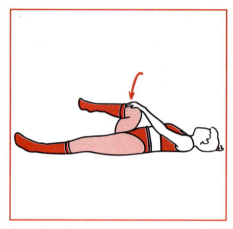

POSITION DE DÉPART : Allongé sur le sol :
  ❖ Fléchissez le genou droit vers votre poitrine.

STRETCHING : ❖ Tenez ce genou avec votre main gauche
  et tirez-le vers votre gauche comme si
  vous désiriez le poser à terre. Restez ainsi.
  ❖ Conservez en permanence vos épaules sur
  le sol.
  ❖ Inversez la position.
  ❖ Inspirez profondément par le nez, expirez
  deux fois plus lentement par la bouche.

RÉPÉTITIONS : 4 fois en alternance et en vous décontractant
  quelques secondes entre chaque pose.

ERREURS À ÉVITER : ❖ Fléchir la jambe au sol.
  ❖ Décoller une épaule du sol.
  ❖ Crisper le cou.

BIENFAITS : ❖ Etire à la fois les muscles de la hanche et
  de la cuisse en produisant une sensation
  de détente.

N'OUBLIEZ PAS : **Relaxez-vous une minute avant
  d'enchaîner la quatrième posture.**

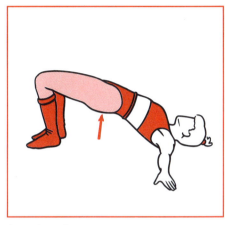

4ᵉ posture

Extension des cuisses

POSITION DE DÉPART : Allongé sur le sol :
- ❖ Serrez et fléchissez vos jambes.
- ❖ Ramenez vos talons le plus près possible du bassin.
- ❖ Placez vos bras en croix.

STRETCHING :
- ❖ Elevez votre bassin le plus haut possible. Maintenez la position durant 20 secondes.
- ❖ Inspirez profondément par le nez, expirez deux fois plus lentement par la bouche.

RÉPÉTITIONS : 4 fois en vous décontractant quelques secondes entre chaque pose.

ERREURS À ÉVITER :
- ❖ Ramener insuffisamment les talons près du bassin.
- ❖ Desserrer les jambes.

BIENFAITS :
- ❖ Permet un étirement maximum des muscles des cuisses.

N'OUBLIEZ PAS : **Passez ensuite à la technique de relaxation.**

Relaxation

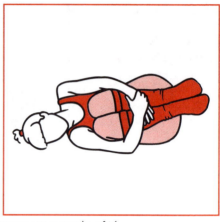

DESCRIPTION :

❖ Allongez-vous sur le côté.

❖ Ramenez vos jambes fléchies vers vous.

❖ Entourez-les avec vos bras. Cette position est similaire à celle du fœtus.

❖ Fermez les yeux.

❖ Efforcez-vous ainsi de vous concentrer afin de percevoir les battements de votre cœur durant une minute.

❖ Ensuite ne pensez plus à rien pendant 2 minutes.

❖ Inspirez bien profondément par le nez, expirez deux fois plus lentement par la bouche.

DURÉE TOTALE : 3 minutes.

Relevez-vous avec une extrême lenteur, en passant par la position assise.

QUESTION

Est-il vrai que certaines postures de stretching proches de celles du yoga stimulent l'activité sexuelle ?

RÉPONSE

Beaucoup le prétendent ! (Vous ne risquez rien à essayer...)

Une constatation issue du bon sens : activer intelligemment le corps améliore les fonctions organiques et physiologiques et par conséquent également la forme sexuelle.

Dans quelle proportion ? Cela est propre aux caractéristiques naturelles de chaque individu et à de nombreux facteurs extrinsèques...

Mais sérieusement : aucun exercice de stretching ou d'une autre source n'a rendu viril un homme impuissant !

Vous avez la nuque sensible ?

Décontractez-la en 12 minutes maximum
Stress, mauvaise position, efforts indésirables... autant de caractéristiques, de tensions négatives au niveau des vertèbres cervicales
et des muscles du cou. Mais rassurez-vous : il existe des exercices
en stretching qui pallient efficacement ces inconvénients.

Avant de vous exercer :
❖ Asseyez-vous en tailleur, le dos bien droit.
❖ Fermez les yeux.
❖ Inspirez par le nez durant 6 secondes (comptez jusqu'à 6) et
   expirez par la bouche pendant 10 secondes minimum.
❖ Répétez 3 fois cet exercice.

Exercice 1

A partir de la position assise en
tailleur, inclinez votre tête sur le
côté gauche et laissez tout son
poids l'entraîner en expirant par
la bouche.
Restez ainsi 15 secondes avant
de changer de côté.
Répétez 4 fois cet exercice en
alternance.

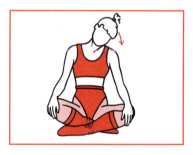

Exercice 2

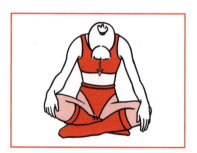

A partir de la position assise en
tailleur, fermez les yeux, laissez
retomber votre tête vers l'avant
en vous efforçant de la décontracter et en expirant par la bouche.
Restez ainsi 10 secondes puis
lentement, placez-la vers l'arrière.
Restez également 10 secondes
dans cette nouvelle position.
Alternez 4 fois cet exercice.

Exercice 3

A partir de la position assise en tailleur, fermez les yeux, tournez la tête durant 10 secondes à gauche puis à droite en expirant par la bouche.
Répétez 4 fois cet exercice en alternance.

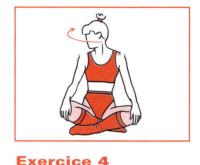

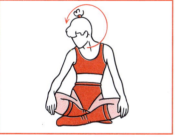

Exercice 4

A partir de la position assise en tailleur, réalisez extrêmement lentement 6 cercles de la tête à gauche et à droite.
Expirez par la bouche lorsque la tête est en bas.

Exercice 5

A partir de la position assise en tailleur, nouez les doigts sur le derrière de la tête (et non sur la nuque).
Exercez ainsi 4 pressions lentes progressives d'une durée de 10 secondes chacune en expirant lentement par la bouche.

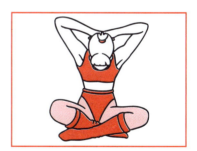

EN FIN DE SÉANCE...

Afin d'obtenir un bien-être maximum, massez-vous doucement la nuque en cercles pendant une vingtaine de secondes ainsi que le milieu du front (avec ou sans crème).

VOS AUTRES QUESTIONS

Est-il normal de ressentir des sensations inhabituelles sur certaines postures de stretching ?

Oui ! Surtout lorsqu'on commence.

Il est impossible de pratiquer cette discipline sans ressentir des sensations quelle que soit la méthode choisie.

Les muscles et les ligaments étant inhabituellement sollicités, il se crée des réactions, caractérisées par des perceptions sensitives.

C'est pour cela qu'une personne très entraînée, habituée à contrôler son corps, à se décontracter totalement et rapidement ressent un certain plaisir en faisant des élongations.

A l'inverse, un sujet peu habitué à ce genre d'exercice a une impression désagréable sur certaines postures.

Existe-t-il des cours particuliers de stretching à domicile ?

Il est tout à fait possible de prendre des cours particuliers de stretching ou de relaxation à domicile.

C'est une pratique de plus en plus fréquente. Il est conseillé de prendre la leçon le soir car le stretching facilite le sommeil.

La séance dure une heure comme pour les cours collectifs. Avant de commencer, renseignez-vous bien sur la méthode pratiquée par le professionnel, afin de juger si elle vous convient. Vous pouvez aussi lui demander de vous montrer les différentes méthodes existantes afin d'effectuer votre choix.

Important : celui-ci ne doit pas manquer de vous questionner sur vos précédents médicaux ou maux avant de commencer la première séance. Il pourra ainsi adapter ses cours au mieux de votre intérêt.

En plus de la pratique des séances à domicile, sur quels critères doit-on choisir un cours collectif de stretching ?

Avant tout : soyez exigeant ! Le stretching engendre trop de conséquences physiques et psychologiques pour avoir un jugement laxiste. Un cours sérieux doit comporter :

❖ Un échauffement (exemple : vous venez du dehors, il gèle, et subitement vous mettez vos muscles froids en extension : vous risquez des traumatismes musculaires et ligamentaires).

❖ Une progression dans la difficulté des techniques au fur et à mesure du déroulement de la séance.

❖ Des corrections gestuelles pour chaque posture en plus d'une description verbale (important : les diverses phases respiratoires doivent être annoncées).

❖ Il est souhaitable que les exercices soient variés et réalisés de temps à autre à l'aide d'objets (bâtons, ballons, cordes, travail à la barre) afin d'augmenter les possibilités d'étirement.

❖ La salle doit être chauffée à environ 20°C et comporter des glaces afin qu'avec l'expérience vous appreniez seul à rectifier vos positions.

❖ Les cours se terminent généralement par une relaxation pour vous permettre d'une part, de vous reposer et d'autre part, de vous détendre complètement psychologiquement.

Existe-t-il des niveaux dans les cours collectifs de stretching ?
Oui ! Mais cela n'est pas forcément précisé dans l'appellation même des cours.
Il y a des cours pour débutants, avancés et confirmés. Les postures sont de plus en plus complexes et nécessitent une souplesse certaine pour être réalisées correctement.

S'il est impossible de s'entraîner avec régularité, vaut-il mieux ne pas commencer à pratiquer le stretching ?
Comme en toute chose : rien ne remplace l'assiduité pour obtenir un résultat. Mais si vous ne pouvez pas faire autrement, sachez que le peu que vous ferez aura des conséquences positives pour vous.
Certes, il n'est pas possible de progresser avec un entraînement irrégulier, en revanche on peut maintenir le niveau de souplesse que l'on a (évidemment : tout dépend de ce que l'on entend par irrégularité...).

Le stretching est-il la méthode d'assouplissement la plus performante ?
Cela fait quasiment l'unanimité !
Mais cette discipline a ses détracteurs comme les autres...
Rappel important : il est essentiel pour obtenir un résultat optimal de pratiquer la méthode de stretching qui vous convient le mieux et... ce n'est pas toujours la plus complexe ! Tout dépend de la finalité souhaitée, de la fréquence d'entraînement, de la façon dont on applique les préceptes d'une méthode, et... de vos aptitudes physiques et psychologiques.

Votre programme de stretching pour un mois

A partir de quel âge peut-on commencer à pratiquer le stretching ?
Dès six ans, un enfant peut commencer à s'exercer. Toutefois, le stretching infantile est différent de celui des adultes. Il est enseigné sous une forme ludique adaptée à la fragilité osseuse et cartilagineuse de la jeunesse. En France, il est encore peu pratiqué. Les cours durent de 20 à 30 minutes.
En règle générale, on préconise souvent l'enseignement du stretching à un enfant dans un but de rééducation.
Certains exercices de stretching se retrouvent dans les entraînements sportifs pour jeunes, essentiellement dans les domaines de la danse et de la gymnastique au sol. Ils donnent alors des résultats absolument spectaculaires car les progrès chez l'enfant sont extrêmement rapides.
Néanmoins, le stretching - tel qu'on le comprend - reste pratiqué par les adultes en raison de la concentration et de l'application nécessaire à sa bonne exécution.

Peut-on commencer à faire du stretching si on n'a jamais fait de sport ?
Bien sûr ! C'est même recommandé ! Si vous aimez le travail en groupe : choisissez un cours collectif pour débutants avec une méthodologie simple.
Si vous désirez pratiquer chez vous : suivez la méthode de ce guide sans trop forcer sur les élongations pendant un mois environ.

Faire les grands écarts : un rêve ?

Vos objections

- Cela fait 20 ans que vous ne vous êtes pas entraîné.
- Vous pensez être trop âgé.
- Vous n'y arriverez jamais, vous vous trouvez trop raide.
- Vous n'avez jamais essayé.

Peut-être... Mais néanmoins, si vous le souhaitez, que vous êtes motivé : lancez-vous. Vous serez surpris par les résultats. Certes tout le monde n'est pas égal devant la souplesse. Alors :

- si vous n'avez pas eu d'accident (problème ligamentaire ou articulaire),
- si vous ne pratiquez pas régulièrement un sport qui raidit les articulations,

vous ne pouvez que :

- au pire, progresser dans la souplesse,
- au mieux, réussir à faire le grand écart antéro-postérieur ou le grand écart facial.

Il suffit pour cela de pratiquer les exercices préparant excellemment à ces deux techniques.

Avant de commencer, quelques conseils. Si vous le pouvez :

- Echauffez-vous en commençant par faire du vélo d'appartement ou des mouvements de culture physique ou encore mieux un jogging.
- Portez des vêtements confortables et assez chauds.
- Pratiquez dans une pièce d'environ 20°C.

Comment procéder :

- Prévoyez 15 minutes.
- Choisissez 4 techniques de préparation parmi celles qui vous sont proposées.
- Etirez au maximum vos muscles et articulations durant **une minute sur chaque posture**.
- Inspirez par le nez, expirez deux fois plus lentement par la bouche sur la posture.
- Entraînez-vous un jour sur deux.
- Changez d'exercice de préparation (faites un roulement avec les techniques qui vous sont proposées : vous avez le choix).
- Détendez-vous une minute entre chaque pose.

Seulement après avoir exécuté les exercices de préparation : tentez avec précaution votre exercice de grand écart.

Votre programme de stretching pour un mois

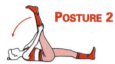

POSTURE 2

Jambes en extension
Allongé sur le dos
**Ramenez votre jambe
tendue vers vous**
A répéter 2 fois avec
chaque jambe

POSTURE 3

Assis, tête levée, dos droit
**Ramenez votre jambe
tendue vers vous**
A répéter 2 fois avec
chaque jambe

POSTURE 4

Assis, les jambes tendues
**Ramenez votre jambe
vers vous**
A répéter 2 fois avec
chaque jambe

POSTURE 1

Allongé sur le dos
**Ramenez votre
jambe tendue
vers vous**
A répéter 2 fois
avec chaque jambe

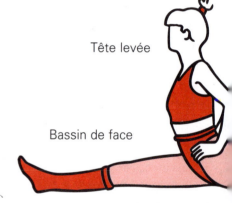

Tête levée

Bassin de face

Jambes tendues

POSTURE 15

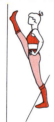

Contre un mur
Elévation de la jambe contre le mur
A répéter 2 fois avec chaque jambe

POSTURE 14

**Flexion du buste sur
la jambe gauche
puis sur la droite**
A répéter 2 fois
avec chaque jambe

POSTURE 13

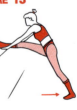

En appui sur un
meuble
**Eloignez la
jambe d'appui
au maximum**
A répéter 2 fois
avec chaque jambe

POSTURE 5

Bassin soulevé, sur le dos
**Ramenez votre jambe
tendue vers vous**
*A répéter 2 fois avec
chaque jambe*

POSTURE 6

Etirez la jambe arrière
*A répéter 2 fois avec
chaque jambe*

POSTURE 7

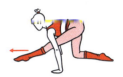

Etirez la jambe avant
*A répéter 2 fois avec
chaque jambe*

POSTURE 8

**Flexion du buste sur les
jambes serrées**
A répéter 4 fois

GRAND ÉCART
ANTÉRO-POSTÉRIEUR

**Choisissez 4 postures
Restez une minute sur
chaque posture**

Dos droit

POSTURE 9

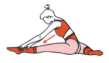

Une jambe repliée à l'arrière
**Flexion du buste
sur la jambe avant**
A répéter 2 fois avec chaque jambe

POSTURE 11

En appui sur un meuble
**Flexion du buste sur la
jambe élevée**
*A répéter 2 fois sur
chaque jambe*

POSTURE 12

**Flexion du buste sur la
jambe tendue**
*A répéter 2 fois sur
chaque jambe*

POSTURE 10

Jambes écartées
Flexion du buste sur l'avant
A répéter 4 fois

125

POSTURE 2

Appuyez avec les mains sur un genou
A répéter 2 fois sur chaque jambe

POSTURE 3

Dos plat
Mettre les avant-bras sur le sol
A répéter 4 fois

POSTURE 1

Appuyez avec les mains sur les cuisses
A répéter 4 fois

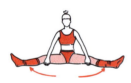

**Choisissez 4 postures
Restez une minute sur
chaque posture**

POSTURE 12

Jambes tendues dans
l'axe des hanches

Tête levée
Ecartez les jambes tendues avec les mains
A répéter 4 fois

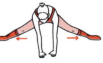

POSTURE 10

POSTURE 11

Contre un mur, dos droit
Elevez latéralement la jambe tendue
A répéter 2 fois avec chaque jambe

Ecartez les jambes tendues au maximum
A répéter 4 fois

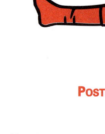

POSTURE 4

Dos droit
Elevez latéralement une jambe tendue
A répéter 2 fois avec chaque jambe
Tête levée

GRAND ÉCART FACIAL

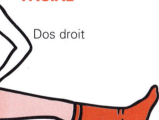

Dos droit

POSTURE 5

Ramenez latérale-ment la jambe tendue vers le visage
A répéter 2 fois avec chaque jambe

POSTURE 6

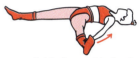

Ramenez latéralement la jambe tendue vers le visage
A répéter 2 fois avec chaque jambe

POSTURE 7

Jambes fléchies, pieds au sol, tête sur le sol
Ecartez les jambes avec les mains
A répéter 4 fois

POSTURE 9

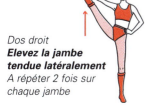

Dos droit
Elevez la jambe tendue latéralement
A répéter 2 fois sur chaque jambe

POSTURE 8

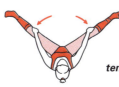

Jambes tendues en l'air
Ecartez les jambes tendues avec les mains
A répéter 4 fois

CONCLUSION

Vous avez terminé votre mois d'entraînement ?
Vous venez de vous investir dans un avenir optimiste avec :
- un corps souple
- une démarche jeune
- une forte diminution du stress
- une prévention contre beaucoup d'inconvénients physiques.

© **Marabout**, 1997.

Toute reproduction d'un extrait quelconque de ce livre
par quelque procédé que ce soit, et notamment
par photocopie ou microfilm, est interdite
sans autorisation écrite de l'éditeur.

Imprimerie G. Canale & C. S.p.A. - Borgaro T.se - Turin
Dépôt légal n° 19061 - janvier 2002
ISBN : 2-501-02932-1

2791